NULL MAKEKOKEBOK

Deilige måltider for å øke stoffskiftet, forbrenne fett og forvandle kroppen din

Ada Evensen

opphavsrett Materiale ©2023

Alt Rettigheter Forbeholdt

Nei del av dette bok kan be brukt eller overført i noen form eller by noen midler uten de ordentlig skrevet samtykke fra _ utgivere ånd opphavsrett Eieren, unntatt til kort sitater brukt i en anmeldelse. Dette bok bør Merk be ansett en erstatning til medisinsk, lovlig, eller annen pr av esjonell råd.

INNHOLDSFORTEGNELSE

INNHOLDSFORTEGNELSE..3
INTRODUKSJON..7
FROKOST...9
1. Zero-Belly Pannekaker og Sirup..........................10
2. Bacon Avokado frokostmuffins...........................12
3. Oransje kanelscones...15
4. Rød pepper, Mozzarella og Bacon Frittata......18
5. Oste- og pølsepaier..21
6. Frokost Quiche...23
7. Chicharrones con Huevos (svineskall og egg)...25
8. Bringebær og kakao frokostskål.........................27
9. Anaheim Pepper Gruyere vafler.........................29
10. nøtteaktig kakao frokostblanding.....................31
11. Frokost Tacos..33
12. Osteaktig bacon og gressløk omelett................35
13. Pizza vafler..37
14. Omelett av ansjos, spinat og asparges.............39
15. Høst Zero-Belly gresskarbrød...........................41
16. Frossen Zero-Belly ccino...................................43
17. Søte og kremete egg...45
18. Zero-Belly Havremel..47
19. Rørbelagt cheddarost...49
20. Ostekokte egg..51
21. Mahón Grønnkål Pølse Omelett Pai................53
22. Monterey Bacon-Scallions Omelett..................56
23. Røkt kalkunbacon og avokadomuffins............58
24. Chorizo frokost paprika....................................61
25. Kremet sjokolade- og avokadomousse............63
26. Rømmeostpannekaker.......................................65
27. Vesuvius eggerøre med Provolone...................67
28. Søte gresskar linfrømuffins...............................69
29. Bakt skinke og grønnkål eggerøre....................71

30. Omelett med pepper og skinke..................................73
31. Chia mel pannekaker...75
32. Chocó Mocha Chia grøt..77
33. Kaffe Linfrø Drømmefrokost...................................79
34. Crimini sopp med kokte egg frokost........................81
35. Eggehvite og spinatomelett....................................83
SNACKS OG FORRETTER..85
36. Pancetta og egg..86
37. Zero-Belly Margherita Pizza..................................88
38. Enkel, Peasy, ostepizza...90
39. Zero-Belly Trio Queso Quesadilla..........................92
40. Bacon og ost smeltes..94
41. BLT rull..96
42. Portobello Pizza...98
43. Basilikum og paprika pizza..................................100
FJÆRFE..103
44. Kylling pai...104
45. Klassisk kylling Parmigiana.................................107
46. Kalkunleggstek..109
47. Saktekokt gresk kylling.......................................111
48. Stekt bacon-innpakket kylling..............................113
49. Sprø karriedylling...115
50. De perfekte bakte kyllingvingene.........................117
51. Kylling i Kung Pao-saus......................................119
52. Chicken BBQ Pizza..121
53. Langsomt tilberedt kylling Masala........................123
54. Bakt Smørt Kylling...125
55. Kylling parmesan...127
SJØMAT..130
56. Søt og sur snapper..131
57. Kremet hyse..133
58. Pannestekt kulmule..135
59. Pesto og mandellaks...137
60. Lime avokado laks...139
61. Glasert sesam ingefær laks..................................141

62. Smøraktige reker..143
63. Zero Belly Friendly Sushi...146
64. Fylt avokado med tunfisk..148
65. Urtebakte laksefileter...150
66. Laks med valnøttskorpe...153
67. Bakt glasert laks..155
68. Lakseburgere...157

SUPPER OG STEYER..159
69. Rosemary hvitløk biff lapskaus..160
70. Bouillabaisse fiskegryte...163
71. Biff- og brokkoligryte...166
72. Blåskjellstuing..168
73. Kremet gryterett med kylling og gresskar......................171
74. Søtpotetstuing...173
75. Beef Shin Stew...175
76. Tunfiskgryte...178
77. Blomkål og ostesuppe...180
78. Kylling Bacon Chowder..182

DESSERTER..185
79. Morgen Zephyr kake..186
80. Peanøttsmørboller..188
81. Pecan linfrø blondiner..190
82. Peppermyntesjokoladeis..193
83. Puff-up kokosvafler...195
84. Bringebærsjokoladekrem...197
85. Rå kakao hasselnøttkjeks...199
86. Syndfrie gresskarostkakemuffins..................................201
87. Syrlige hasselnøttkjeks med pilrotte.............................203
88. Tartar Zero-Belly Cookies..205
89. Wild Jordbær iskrem...207
90. Mini sitron ostekaker..209
91. Fudgy peanøttsmør firkanter...211
92. Sitronruter og kokoskrem...213
93. Rik mandelsmørkake og sjokoladesaus........................215
94. Peanøttsmørkake dekket i sjokoladesaus.....................217

SMOOTHIES..219
95. Grønn kokos Smoothie..220
96. Green Devil Smoothie...222
97. Green Dream Zero-Belly Smoothie..............................224
98. Zero-Belly Selleri og Nut Smoothie..............................226
99. Lime Peppermint Smoothie..228
100. Smoothies med rød grapefrukt....................................230
KONKLUSJON..232

INTRODUKSJON

Velkommen til Zero Belly Cookbook! I denne samlingen av nærende oppskrifter inviterer vi deg til å legge ut på en reise mot en sunnere deg. Zero Belly-tilnærmingen fokuserer på å gi næring til kroppen din med sunne ingredienser som fremmer en balansert metabolisme, hjelper til med å brenne fett og støtter generelt velvære. Denne kokeboken er din guide til å lage deilige måltider som vil hjelpe deg å nå dine helse- og treningsmål.

Hos Zero Belly tror vi at mat kan være både nærende og mettende. Vi har kuratert en samling oppskrifter som prioriterer ingredienser som er høye i næringsstoffer og smak, samtidig som de har lite tilsatt sukker, usunt fett og kunstige ingredienser. Disse oppskriftene er utviklet for å hjelpe deg med å optimalisere stoffskiftet, støtte sunn fordøyelse og oppnå en slankere, sunnere kropp.

På disse sidene finner du en rekke appetittvekkende oppskrifter som omfatter en rekke smaker, teksturer og retter. Fra solide frokoster og livlige salater til smakfulle hovedretter og skyldfrie desserter, vi har laget en mangfoldig samling måltider som vil holde deg fornøyd og energisk gjennom dagen. Hver oppskrift er nøye laget for å gi deg en balanse av makronæringsstoffer, vitaminer og mineraler, samtidig som den er deilig og enkel å tilberede.

Men denne kokeboken er mer enn bare en samling av sunne oppskrifter. Vi veileder deg gjennom prinsippene for Zero

Belly-tilnærmingen, deler tips om valg av ingredienser, gir strategier for måltidsplanlegging og gir innsikt i vitenskapen bak å gi næring til kroppen din for optimal helse. Målet vårt er å gi deg mulighet til å ta informerte valg om maten du spiser, og å skape en bærekraftig og hyggelig tilnærming til sunn mat.

Så, enten du ønsker å gå ned noen kilo, øke energinivået ditt eller bare ta en sunnere livsstil, la Zero Belly Cookbook være din følgesvenn på denne reisen. Gjør deg klar til å gi næring til kroppen din med deilige måltider som vil forandre måten du ser ut, føler deg og lever på.

FROKOST

1.Zero-Belly Pannekaker og Sirup

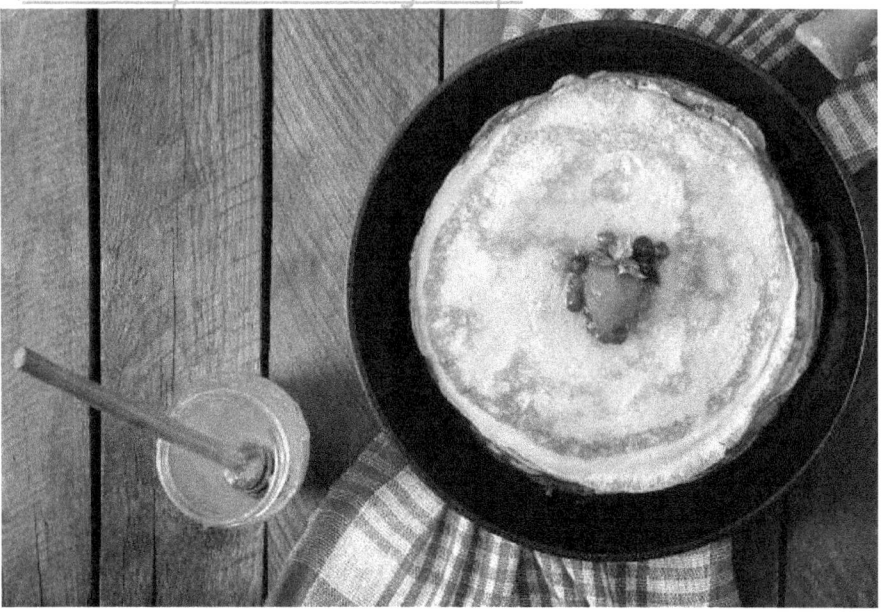

Total tid: 30 MIN| Servering: 5

INGREDIENSER:
FOR SIRUP:
- 2 ss lønnesirup, sukkerfri
- ½ kopp Sukrin fibersirup

FOR PANNEKAKER:
- 4 egg, store
- 2 ss erytritol
- ½ ts natron
- 3/4 kopp nøttesmør etter eget valg
- 1/3 kopp kokosmelk
- 2 ss ghee
- 1 ts kanel

BRUKSANVISNING:
- Tilsett lønnesirup og sukkerfibersirup i en krukke eller liten bolle og bruk en skje til å røre til det er blandet. Dekk glasset og sett til side til det trengs.
- Ha egg, erytritol, natron, kokosmelk, nøttesmør og kanelpulver i en foodprosessor og kjør til det er blandet.
- Varm opp ghee i en stekepanne og bruk omtrent en ¼ kopp per pannekake. Stek til pannekaken stivner, vend deretter og stek ferdig; legg på en tallerken.
- Gjenta med gjenværende røre og tallerken.
- Topp med sirup og server.

ERNÆRING: Kalorier 401 | Totalt fett 32,5 g | Netto karbohydrater: 3,6 g | Protein 12,8g | Fiber 5,3 g)

2.Bacon Avokado frokostmuffins

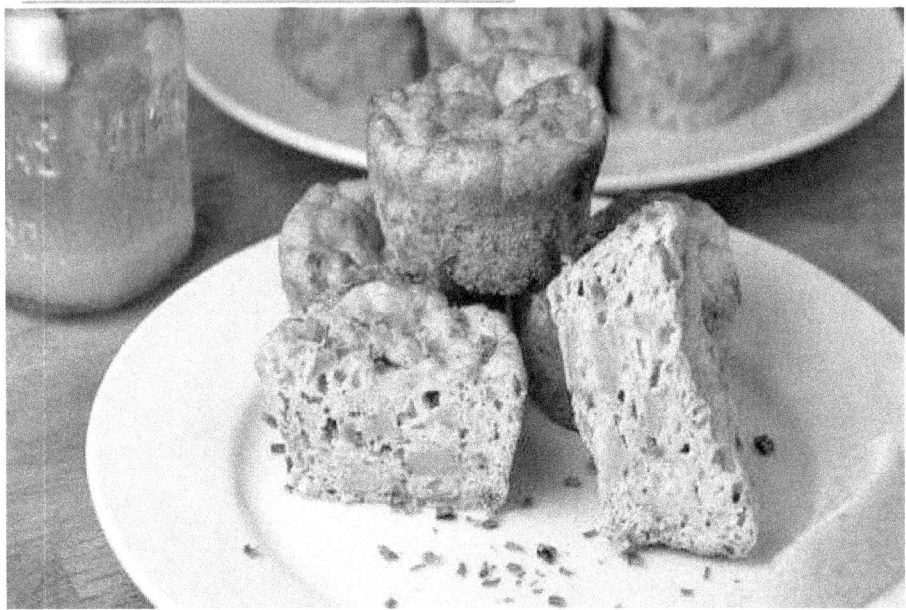

Total tid: 41 MIN| Serverer: 16)

INGREDIENSER:
- ½ kopp mandelmel
- 1 ½ ss psyllium husk pulver
- 4,5 oz Colby jack ost
- 1 ts bakepulver
- 1 ts hvitløk, i terninger
- 1 ts gressløk, tørket
- 3 stilker vårløk
- 1 ts koriander, tørket
- ¼ ts røde chiliflak
- Salt og pepper
- 1 ½ ss sitronsaft
- 5 egg
- ¼ kopp linfrømel
- 1 ½ kopper kokosmelk, fra boksen
- 5 baconskiver, kuttet i strimler
- 2 avokadoer, i terninger
- 2 ss smør, økologisk

BRUKSANVISNING:
- Tilsett mel, krydder, sitronsaft, egg, linfrømel og kokosmelk i en bolle. Bland sammen til det er godt blandet.
- Varm opp en stekepanne og stek baconstrimler til de er sprø, og tilsett deretter smør og avokado.
- Tilsett bacon- og avokadoblandingen i røren og bland sammen.
- Sett to 350 F og smør cupcakeformer på toppen.
- Tilsett røren i formene og stek i 26 minutter. Ta ut av ovnen og avkjøl før du tar den ut av formen.

- Tjene. Store rester i kjøleskapet.

ERNÆRING: Kalorier 163 | Totalt fett 14,1g | Netto karbohydrater: 1,5 g | Protein 6,1g | Fiber 3,3 g)

3.Oransje kanelscones

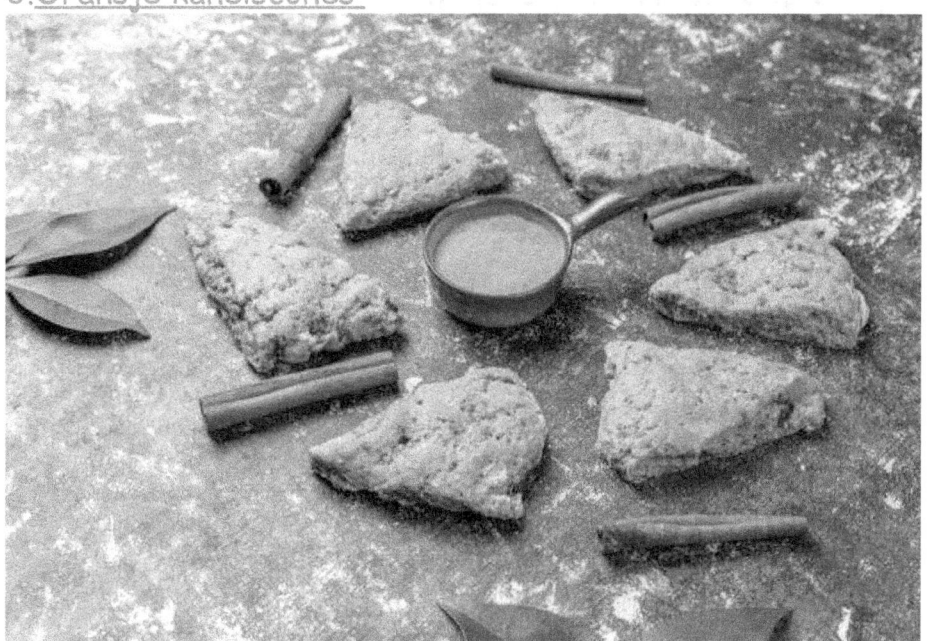

Total tid: 30 MIN| Serverer: 8)

INGREDIENSER:
- 1 ss gyldne linfrø
- 1 ½ ts kanel
- ½ ts salt
- 7 ss + 1 ss kokosmel
- ½ ts bakepulver
- Skal fra en appelsin
- ¼ kopp smør, usaltet, i terninger
- ¼ kopp erytritol
- ¼ ts stevia
- 2 egg
- 2 ss lønnesirup
- ½ ts xantangummi
- 1/3 kopp tung krem
- 1 ts vanilje

FOR GLISREN:
- 20 dråper stevia
- 1 ss appelsinjuice
- ¼ kopp kokossmør

BRUKSANVISNING:
- Se ovenfor to 400 F.
- Ha alle de tørre ingrediensene i en bolle bortsett fra xantan og 1 ss kokosmel. Tilsett smør til tørr blanding og rør for å kombinere.
- Kombiner søtningsmiddel og egg til de er grundig blandet og lys i fargen. Ha i lønnesirup, gjenværende mel, xantangummi, tung krem og vanilje; bland til kombinert og tykk.

- Tilsett den våte blandingen til tørk, ta vare på 2 ss væske, bland sammen og tilsett kanel og bruk hendene til å forme blandingen til deig. Form til en ball og trykk til en kake som en form. Skjær i 8 stykker.
- Legg på en foret bakeplate og bruk reservert væske til å pensle toppen av sconesene.
- Stek i 15 minutter, ta ut av ovnen og avkjøl.
- Tilbered glasur og ringle over scones før servering.

ERNÆRING: Kalorier 232 | Totalt fett 20g | Netto karbohydrater: 3,3 g | Protein 3,3g | Fiber: 4,3 g)

4.Rød pepper, Mozzarella og Bacon Frittata

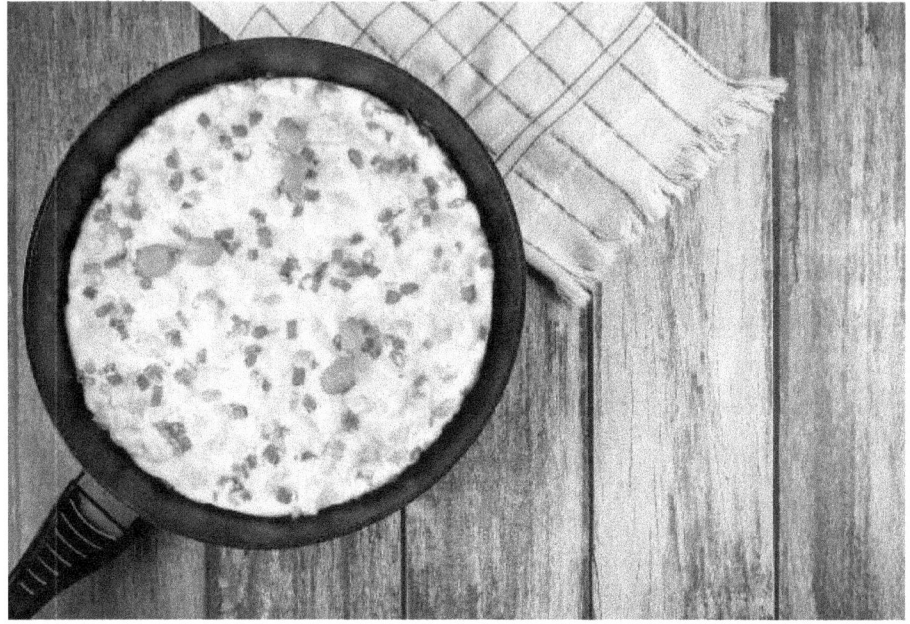

Total tid: 35 MIN| Server: 6

INGREDIENSER:
- 1 ss olivenolje
- 7 skiver bacon
- 1 rød paprika, hakket
- ¼ kopp tung krem
- ¼ kopp parmesanost, revet
- 9 egg
- Salt og pepper
- 2 ss persille, hakket
- 4 kopper Bella-sopp, stor
- ½ kopp basilikum, hakket
- 4 oz mozzarellaost, i terninger
- 2 oz geitost, hakket

BRUKSANVISNING:
- Se ovenfor to 350 F.
- Varm olivenolje i en panne, tilsett bacon og stek i 5 minutter til den er brun.
- Tilsett rød pepper og kok i 2 minutter til den er myk. Mens pepper koker, tilsett fløte, parmesanost, egg, persille, salt og pepper i en bolle og visp for å kombinere.
- Tilsett sopp i kjelen, rør og kok i 5 minutter til den er gjennomvåt i fett. Tilsett basilikum, kok i 1 minutt og tilsett deretter mozzarella.
- Ha i eggeblandingen og bruk en skje til å flytte rundt på ingrediensene slik at egget kommer på bunnen av pannen.
- Topp med geitost og sett i ovnen i 8 minutter og stek deretter i 6 minutter.

- Bruk en kniv til å lirke frittatakantene fra pannen og legg på en tallerken og skjær i skiver.

ERNÆRING: Kalorier 408 | Totalt fett 31,2g | Netto karbohydrater: 2,4g | Protein 19,2 g | Fiber: 0,8 g)

5. Oste- og pølsepaier

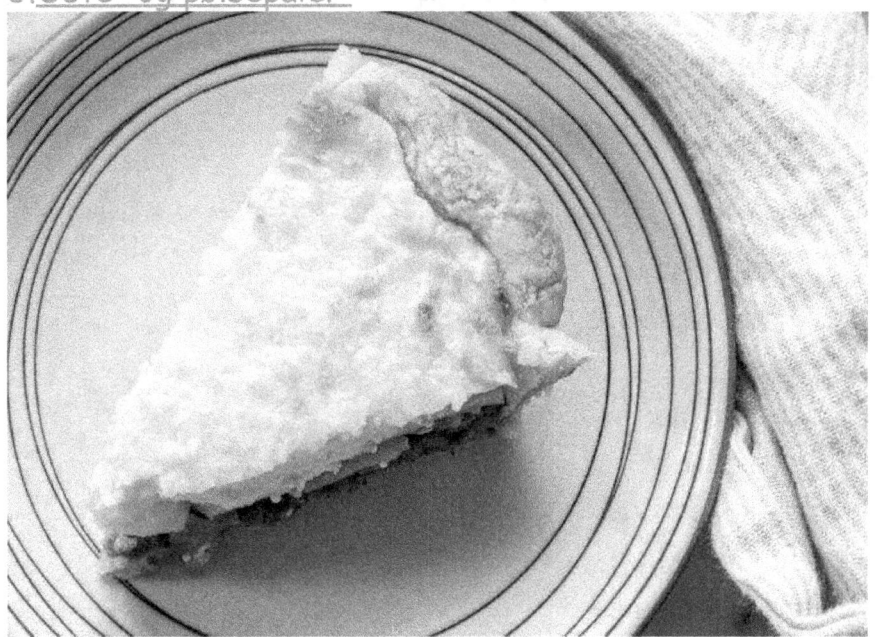

Total tid: 40 MIN| Servering: 2

INGREDIENSER:
- 1 ½ stykker kyllingpølse
- ½ ts rosmarin
- ¼ ts natron
- ¼ kopp kokosmel
- ¼ ts kajennepepper
- 1/8 ts salt
- 5 eggeplommer
- 2 ts sitronsaft
- ¼ kopp kokosolje
- 2 ss kokosmelk
- ¾ cheddarost, revet

BRUKSANVISNING:
- Se ovenfor to 350 F.
- Hakk pølse, varm stekepanne og kok pølse. Mens pølsene koker, kombinerer du alle de tørre ingrediensene i en bolle. Bland eggeplommer, sitronsaft, olje og kokosmelk i en annen bolle. Tilsett væsker til tørr blanding og tilsett ½ kopp ost; fold for å kombinere og legg i 2 ramekins.
- Tilsett kokte pølser i røren og bruk en skje til å dytte inn i blandingen.
- Stek i 25 minutter til de er gylne på toppen. Topp med rester av ost og stek i 4 minutter.
- Serveres varm.

ERNÆRING: Kalorier 711 | Totalt fett 65,3g | Netto karbohydrater: 5,8 g | Protein 34,3 g | Fiber: 11,5 g)

6. Frokost Quiche

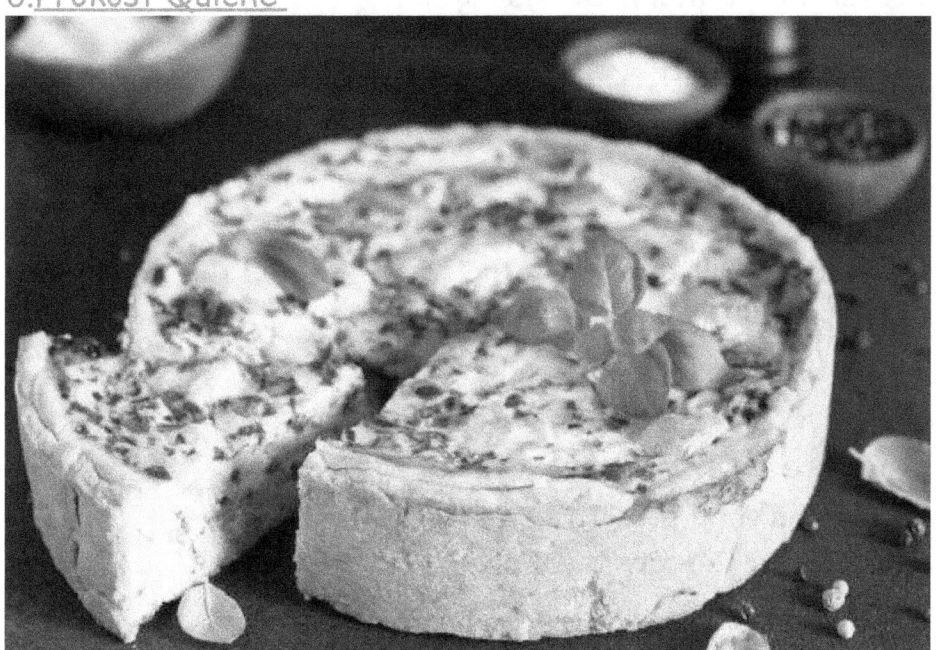

Total tid: 30 MIN| Servering: 2

INGREDIENSER:
- 3 ss kokosolje
- 5 egg
- 8 skiver bacon, kokt og hakket
- ½ kopp krem
- 2 kopper babyspinat, grovhakket
- 1 kopp rød paprika, hakket
- 1 kopp gul løk, hakket
- 2 fedd hvitløk, finhakket
- 1 kopp sopp, hakket
- 1 kopp cheddarost, revet
- Salt

BRUKSANVISNING:
- Forvarm ovnen til 375 F.
- Bland alle grønnsakene inkludert soppen i en stor bolle.
- I en annen liten bolle, visp de 5 eggene med fløten
- Øs forsiktig opp grønnsaksblandingen i en muffinsform dekket med matlagingsspray, topp med egg og ostefyll opptil ¾ av muffinsformene. Dryss hakket bacon på toppen.
- Sett i ovnen for å steke i 15 minutter eller til toppen av quichen er fast.
- La den avkjøles noen minutter før servering.

ERNÆRING: Kalorier 210 | Totalt fett 13g | Netto karbohydrater: 5g | Protein 6g)

7. Chicharrones con Huevos (svineskall og egg)

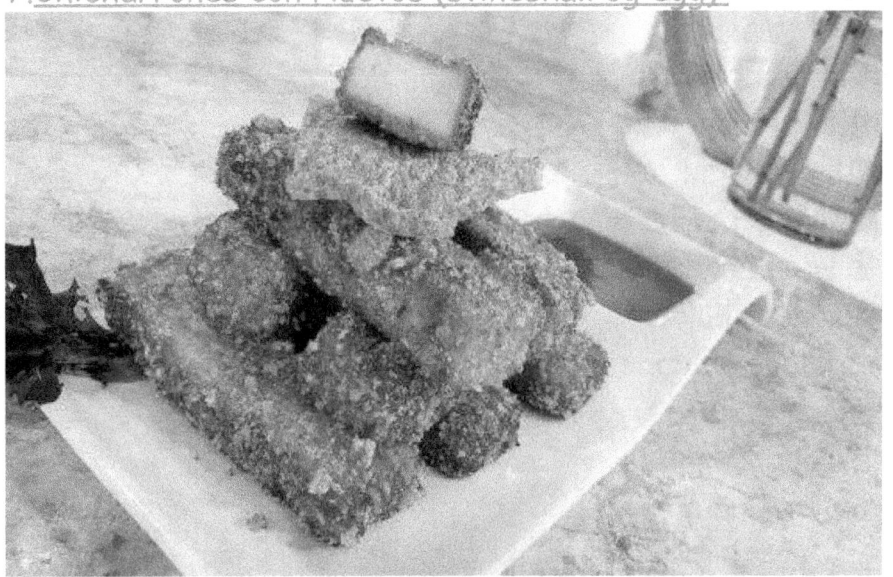

Total tid: 30 MIN| Servering: 3

INGREDIENSER:
- 4 skiver bacon
- 1,5 oz svinekjøtt
- 1 avokado, i terninger
- ¼ kopp løk, hakket
- 1 tomat, hakket
- 2 jalapenopepper, frø fjernet og hakket
- 5 egg
- ¼ kopp koriander
- Salt og pepper

BRUKSANVISNING:
- Varm opp pannen og stek baconet til det er litt sprøtt. Ta ut av kjelen og legg til side på tørkepapir.
- Tilsett svineskall i gryta sammen med løk, tomater, pepper og stek i 3 minutter til løken er myk og klar.
- Tilsett koriander, rør forsiktig sammen og tilsett egg. Rør sammen egg og tilsett avokado og brett.
- Tjene.

ERNÆRING: Kalorier 508 | Totalt fett 43g | Netto karbohydrater: 12g | Protein 5 g | Fiber: 5,3 g)

8. Bringebær og kakao frokostskål

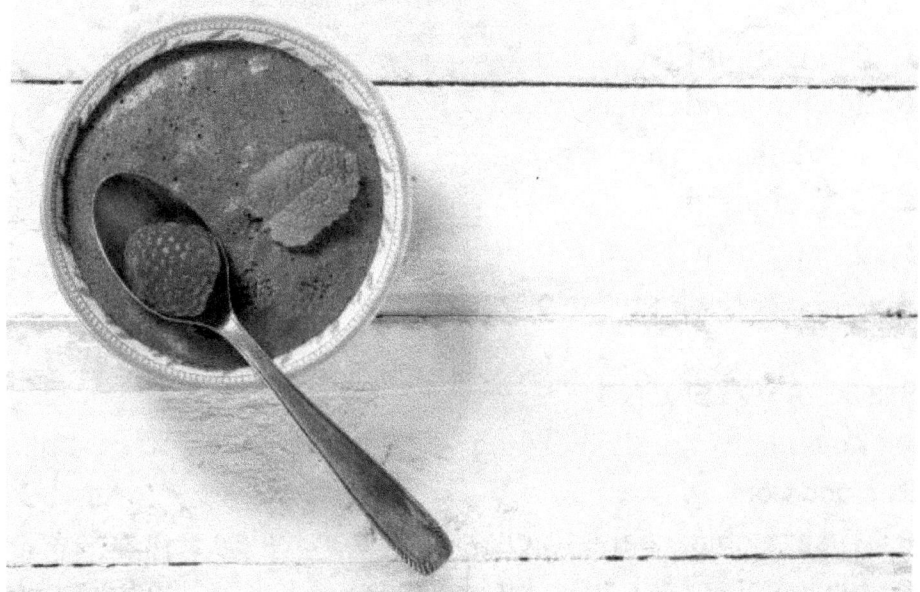

Total tid: 40 MIN| Server: 1

INGREDIENSER:
- 1 kopp mandelmelk
- 1 ss kakaopulver
- 3 ss chiafrø
- ¼ kopp bringebær
- 1 ts agave eller xylitol

BRUKSANVISNING:
- Kombiner mandelmelk og kakaopulver i en liten bolle. Rør godt om.
- Tilsett chiafrøene i bollen og la den hvile i 5 minutter.
- Bruk en gaffel til å lufte chia- og kakaoblandingen og deretter sette den i kjøleskapet til avkjøling i minst 30 minutter.
- Server med bringebær og en klatt agave på toppen

ERNÆRING: Kalorier 230 | Totalt fett 20g | Netto karbohydrater: 4g | Protein 15 g)

9. Anaheim Pepper Gruyere vafler

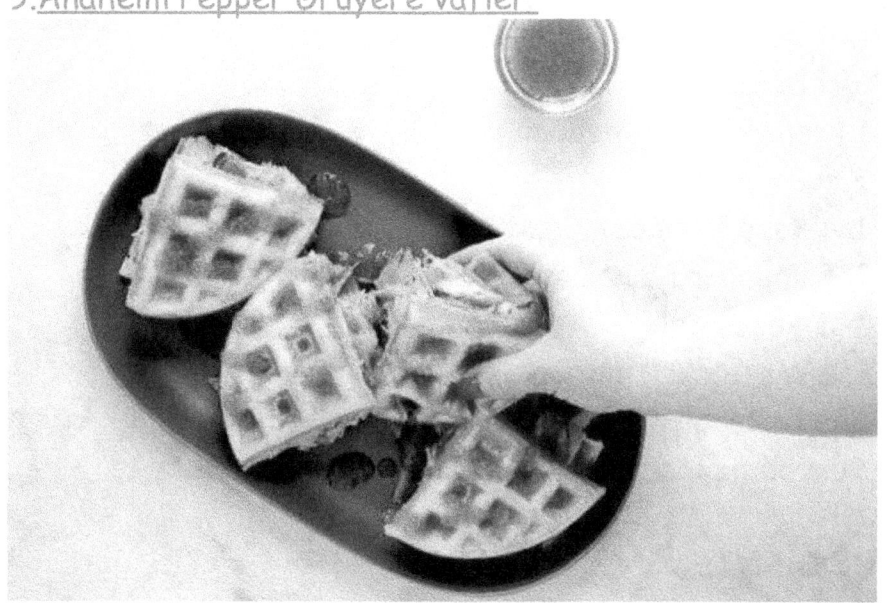

Total tid: 16 MIN| Servering: 2

INGREDIENSER:
- 1 liten Anaheim pepper
- 3 egg
- 1/4 kopp kremost
- 1/4 kopp Gruyere ost
- 1 ss kokosmel
- 1 ts Metamucil pulver
- 1 ts bakepulver
- Salt og pepper etter smak

BRUKSANVISNING:
- I en blender blander du sammen alle ingrediensene bortsett fra osten og Anaheim pepper. Når ingrediensene er blandet godt, tilsett ost og pepper. Bland godt til alle ingrediensene er godt blandet.
- Varm opp vaffeljernet ditt; hell på vaffelblandingen og stek 5-6 minutter. Serveres varm.

ERNÆRING: Kalorier 223,55 | Totalt fett 17g | Netto karbohydrater: 5,50 g | Protein 11g)

10. nøtteaktig kakao frokostblanding

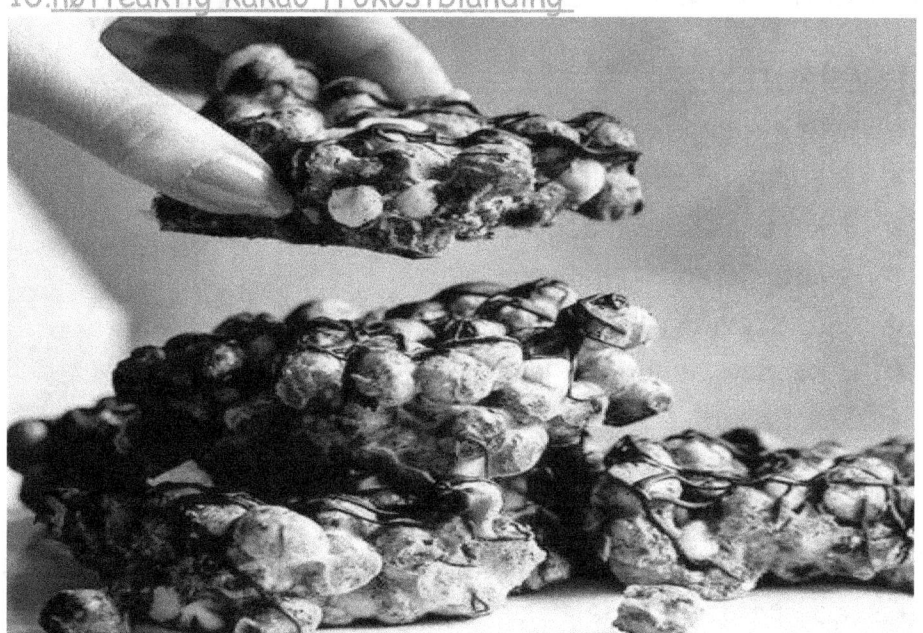

Total tid: 12 MIN| Servering: 2

INGREDIENSER:
- 3 ts økologisk smør
- ¾ kopp ristede valnøtter, grovhakket
- ¾ kopp ristede macadamianøtter, grovhakket
- ½ kopp kokosstrimler, usøtet
- ½ ss stevia (valgfritt)
- 2 kopper mandelmelk
- 1/8 ts salt

BRUKSANVISNING:
- Smelt smøret i en kjele på middels varme. Tilsett de ristede nøttene i kjelen og rør i 2 minutter.
- Tilsett den strimlede kokosnøtten i kjelen og fortsett å røre for å passe på at ingrediensene ikke brenner seg.
- Ringle over stevia (hvis du bruker) og hell deretter melken i kjelen. Tilsett salt. Rør igjen og skru av varmen.
- La ingrediensene hvile i 10 minutter før servering.

ERNÆRING: Kalorier 515 | Totalt fett 50,3g | Netto karbohydrater: 14,4g | Protein 6,5 g | Fiber: 7,3 g)

11. Frokost Tacos

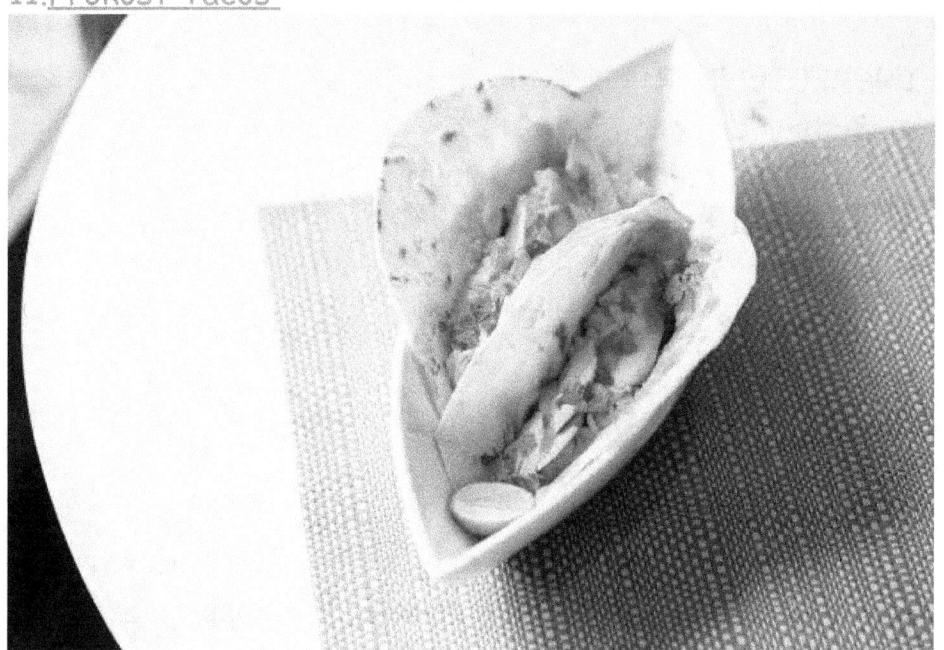

Total tid: 25 MIN| Servering: 3

INGREDIENSER:
- 3 strimler bacon
- 1 kopp mozzarellaost, strimlet
- 2 ss smør
- 6 egg
- Salt og pepper
- ½ avokado, i terninger
- 1 oz cheddarost, strimlet

BRUKSANVISNING:
- Stek bacon til det er sprøtt, legg til side til det trengs.
- Varm en non-stick panne og legg 1/3 kopp mozzarella i pannen og stek i 3 minutter til den er brun rundt kantene. Legg en tresleiv i en bolle eller gryte og bruk en tang til å løfte ostetacoen fra gryten. Gjenta med rester av ost.
- Smelt smør i en panne og rør egg; bruk pepper og salt til å krydre.
- Hell egg i stivnede skall og topp med avokado og bacon.
- Topp med cheddar og server.

ERNÆRING: Kalorier 443 | Totalt fett 36,2g | Netto karbohydrater: 3g | Protein 25,7 g | Fiber: 1,7 g)

12.Osteaktig bacon og gressløk omelett

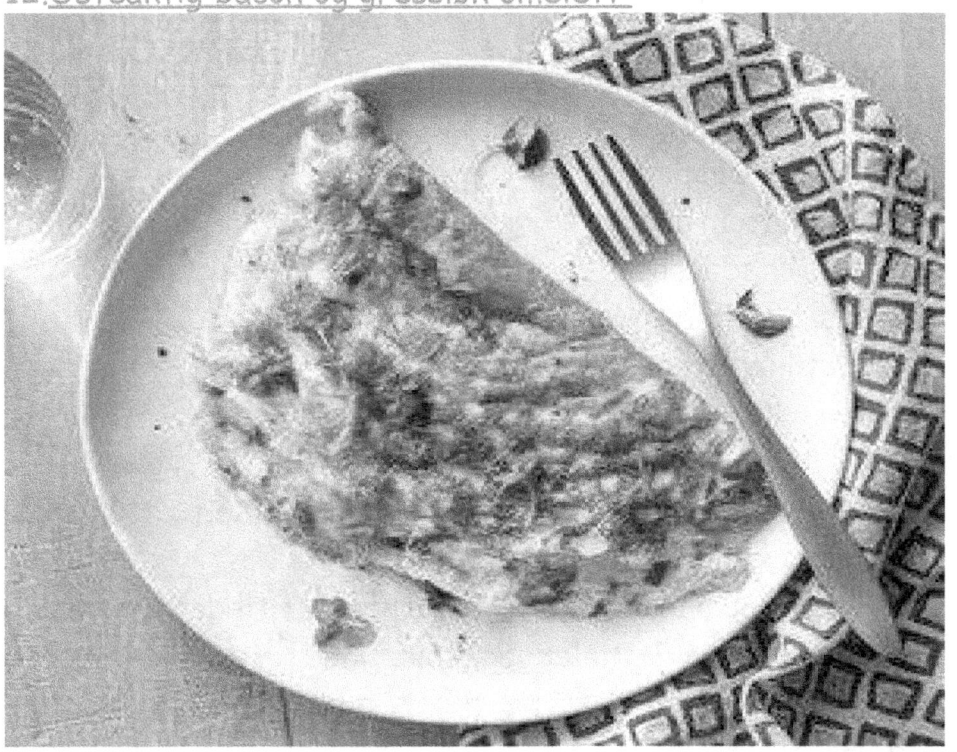

Total tid: 30 MIN| Server: 1

INGREDIENSER:
- 2 egg, store
- Salt og pepper
- 1 ts baconfett
- 1 oz cheddarost
- 2 skiver bacon, kokt
- 2 stilker gressløk

BRUKSANVISNING:
- Pisk egg sammen og tilsett pepper og salt etter smak. Hakk gressløk og revet ost.
- Varm opp pannen og stek baconfettet til det er varmt.
- Tilsett egg i kjelen og topp med gressløk. Stek til kantene begynner å stivne, tilsett deretter bacon og stek i 30-60 sekunder.
- Tilsett ost og litt ekstra gressløk. Bruk en slikkepott til å brette i to. Trykk for å forsegle og snu.
- Server umiddelbart.

ERNÆRING: Kalorier 463 | Totalt fett 39g | Netto karbohydrater: 1g | Protein 24g | Fiber 0g)

13.Pizza vafler

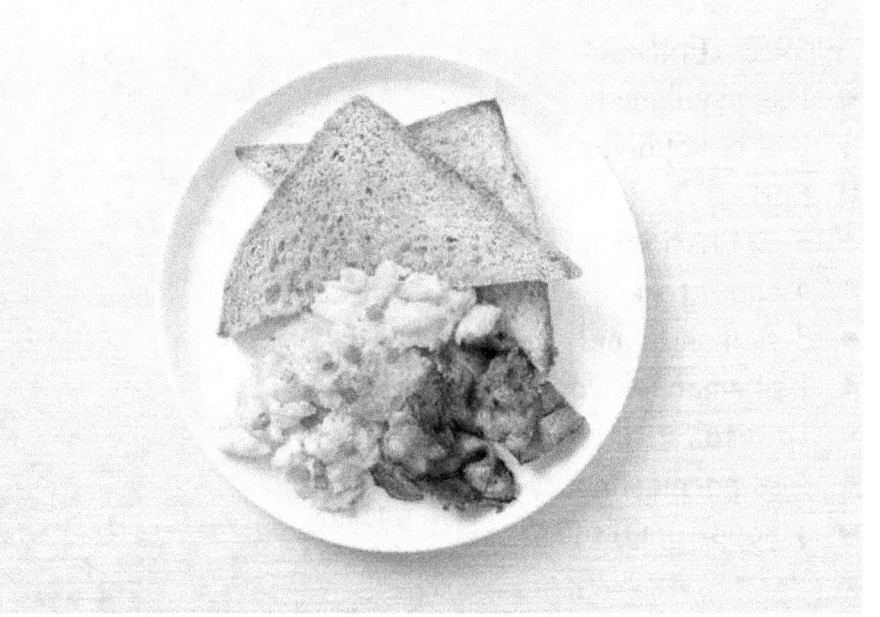

Total tid: 30 MIN| Servering: 2

INGREDIENSER:
- 1 ss psylliumskall
- 1 ts bakepulver
- Salt
- 3 oz cheddarost
- 4 egg, store
- 3 ss mandelmel
- 1 ss smør, økologisk
- 1 ts italiensk krydder
- 4 ss parmesanost
- ½ kopp tomatsaus

BRUKSANVISNING:
- Tilsett alle ingrediensene i en bolle bortsett fra ost og tomatsaus. Bruk en mikser eller stavmikser til å blande til blandingen er tykk.
- Varm opp vaffeljern og bruk blandingen til å lage to vafler.
- Legg vafler på en bakeplate og topp med tomatsaus og ost (del jevnt). Stek i 3 minutter eller til osten er smeltet.
- Tjene.

ERNÆRING: Kalorier 525,5 | Totalt fett 41,5 g | Netto karbohydrater: 5g | Protein 29g | Fiber 5,5 g)

14.Omelett av ansjos, spinat og asparges

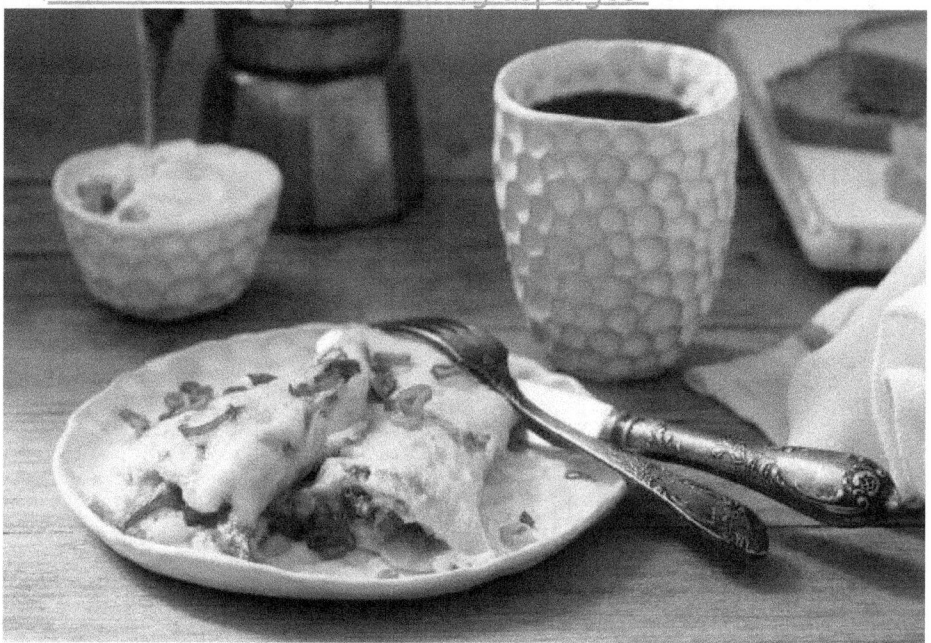

Total tid: 23 MIN| Servering: 2

INGREDIENSER:
- 2 oz ansjos i olivenolje
- 2 økologiske egg
- 3/4 kopp spinat
- 4 marinerte asparges
- Keltisk havsalt
- Nykvernet sort pepper
-

BRUKSANVISNING:
- Forvarm ovnen til 375 F.
- Legg ansjosen i bunnen av stekepannen.
- Pisk eggene i en bolle og hell på toppen av fisken. Legg spinat og hakket asparges på toppen.
- Smak til med salt og pepper etter smak.
- Stek i forvarmet ovn i ca 10 minutter.
- Serveres varm.

ERNÆRING: Kalorier 83 | Totalt fett 4,91g | Netto karbohydrater: 2,28g | Protein 7,5 g)

15.Høst Zero-Belly gresskarbrød

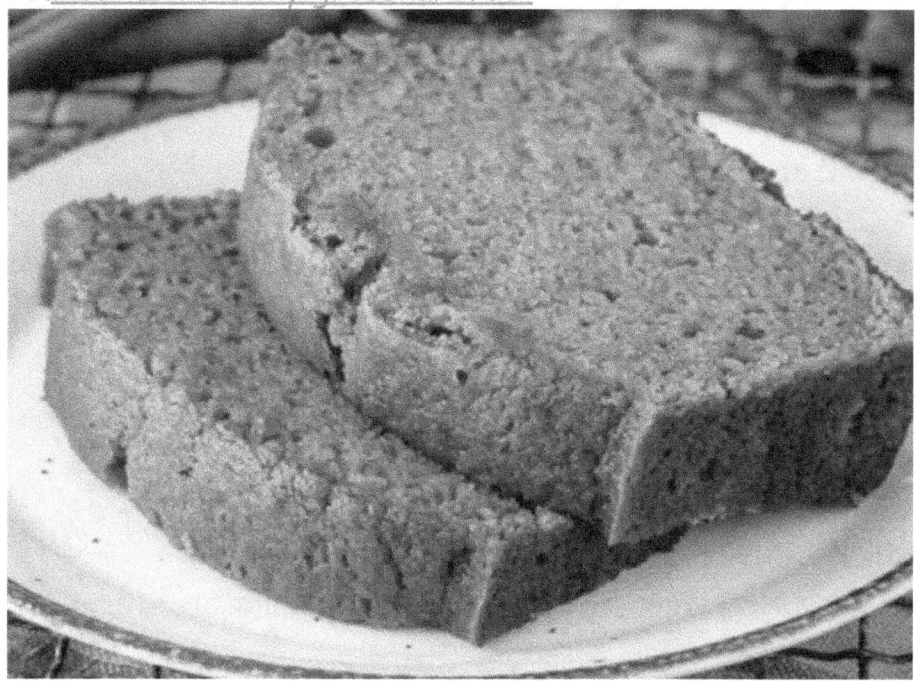

Total tid: 1 TIME 30 MIN| Servering: 2

INGREDIENSER:
- 3 eggehviter
- 1/2 kopp kokosmelk
- 1 1/2 kopper mandelmel
- 1/2 kopp gresskarpuré
- 2 ts bakepulver
- 1 1/2 ts gresskarpaikrydder
- 1/2 ts kosher salt
- Kokosolje til smøring

BRUKSANVISNING:
- Forvarm ovnen til 350F. Smør en vanlig brødform med smeltet kokosolje.
- Sikt alle tørre ingrediensene i en stor bolle.
- Tilsett gresskarpuré og kokosmelk i en annen bolle og bland godt. Pisk eggehvitene i en egen bolle. Vend inn eggehviter og vend forsiktig inn i deigen.
- Fordel deigen i den tilberedte brødformen.
- Stek brødet i 75 minutter. Når det er klart, ta brødet ut av ovnen og la det avkjøles.
- Skjær i skiver og server.

ERNÆRING: Kalorier 197 | Totalt fett 16g | Netto karbohydrater: 8,18g | Protein 7,2 g)

16. Frossen Zero-Belly ccino

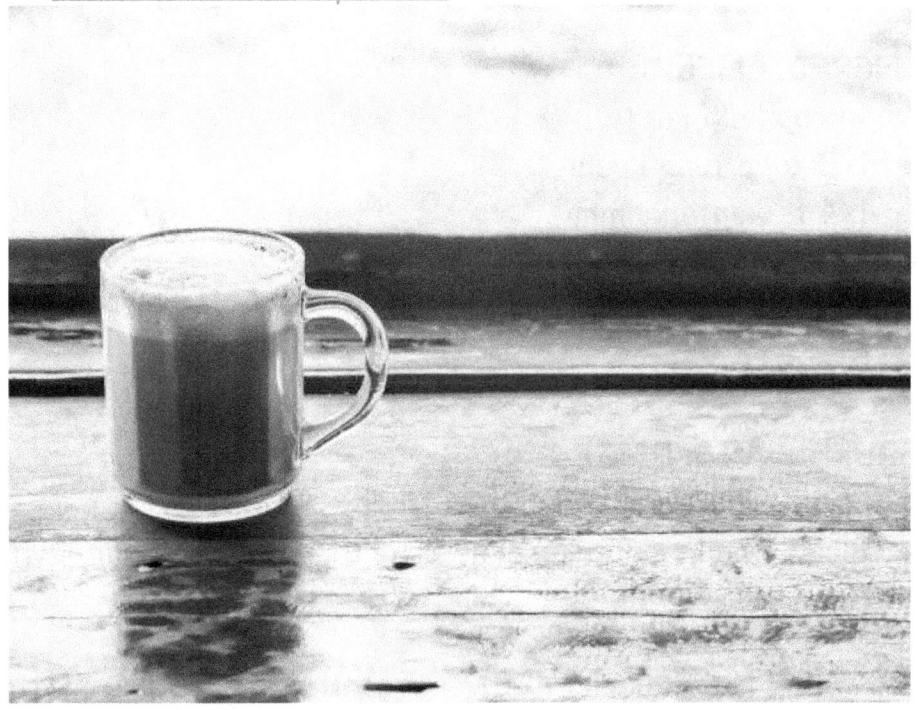

Total tid: 10 MIN| Server: 1

INGREDIENSER:
- 1 kopp kald kaffe
- 1/3 kopp tung krem
- 1/4 ts xantangummi
- 1 ts ren vaniljeekstrakt
- 1 ss xylitol
- 6 isbiter
-

BRUKSANVISNING:
- Ha alle ingrediensene i blenderen.
- Bland til alle ingrediensene er godt blandet og blir jevn.
- Server og nyt.

ERNÆRING: Kalorier 287 | Totalt fett 29g | Netto karbohydrater: 2,76g | Protein 1,91 g)

17. Søte og kremete egg

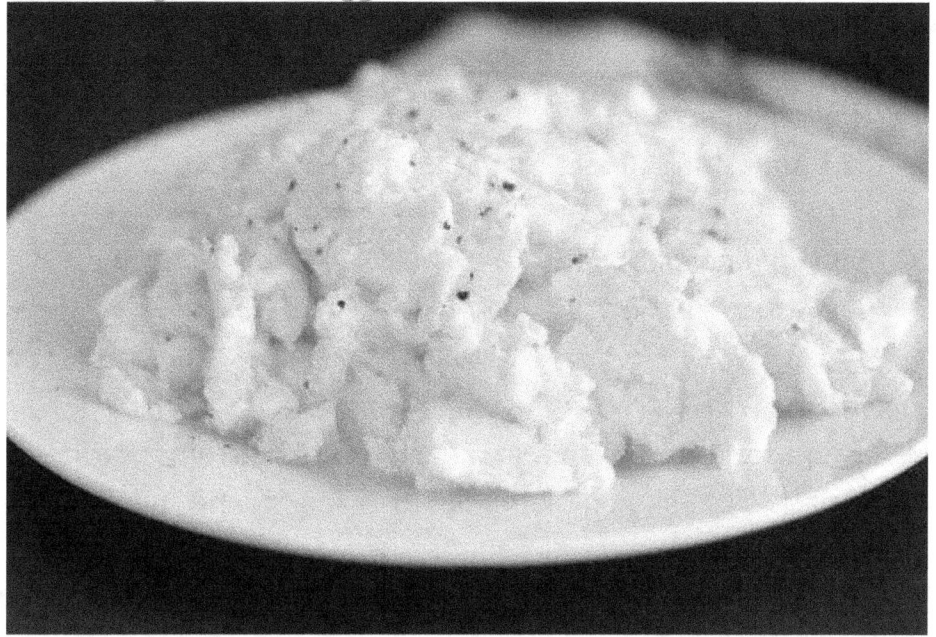

Total tid: 17 MIN| Server: 1

INGREDIENSER:
- 2 økologiske egg
- 1/3 kopp tung krem, gjerne økologisk
- ½ ss stevia
- 2 ss økologisk smør
- 1/8 ts kanel, malt

BRUKSANVISNING:
- I en liten bolle, visp egg, kremfløte og søtningsmiddel.
- Smelt det økologiske smøret i en panne på middels varme og hell deretter i eggedosisen.
- Rør og kok til eggene begynner å tykne og ha over i en bolle.
- Dryss kanel på toppen før servering.

ERNÆRING: Kalorier 561 | Totalt fett 53,6g | Netto karbohydrater: 6,4g | Protein 15 g)

18. Zero-Belly Havremel

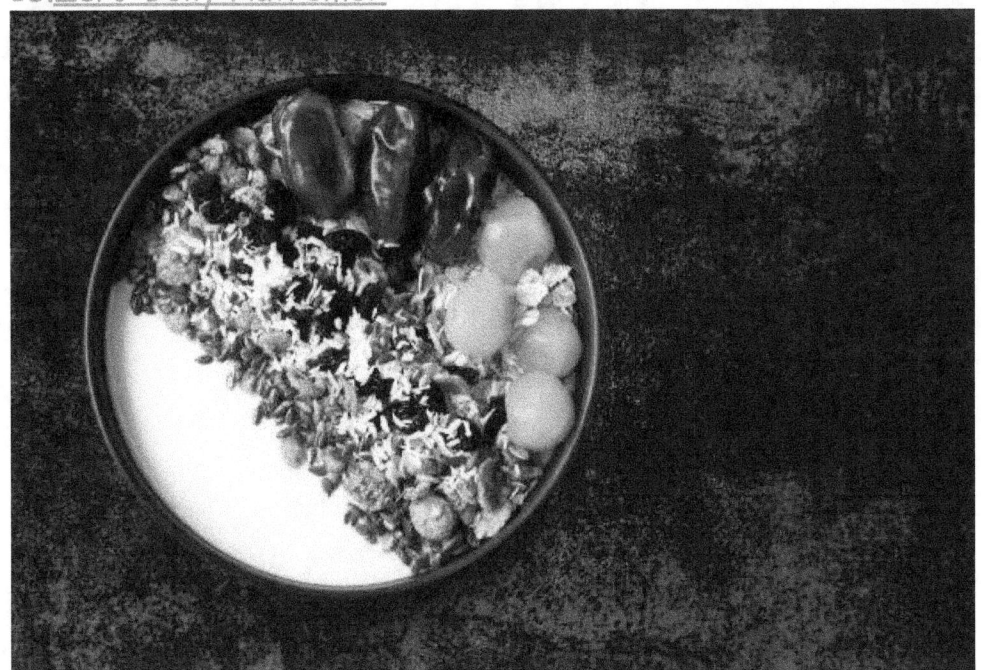

Total **tid** : 20 MIN| **Servering: 5**

INGREDIENSER:
- 1/3 kopp mandler, flak
- 1/3 kopp usøtet kokosflak
- ¼ kopp chiafrø
- 2 ss erytritol
- ¼ kopp kokos, strimlet, usøtet
- 1 kopp mandelmelk
- 1 ts vanilje, sukkerfri
- 10 dråper steviaekstrakt
- ½ kopp kraftig pisket krem, pisket

BRUKSANVISNING:
- Ha mandler og kokosflak i en gryte og rist i 3 minutter til dufter.
- Legg ristede ingredienser i en bolle sammen med chiafrø, erytritol og strimlet kokosnøtt; bland sammen for å kombinere.
- Topp med melk og rør. Du kan bruke varm eller kald melk basert på dine preferanser.
- Tilsett vanilje og stevia, rør og sett til side i 5-10 minutter.
- Server toppet med pisket krem.

ERNÆRING: Kalorier 277 | Totalt fett 25,6g | Netto karbohydrater: 16,4g | Protein 5,5 g | Fiber: 7,5 g)

19.Rørbelagt cheddarost

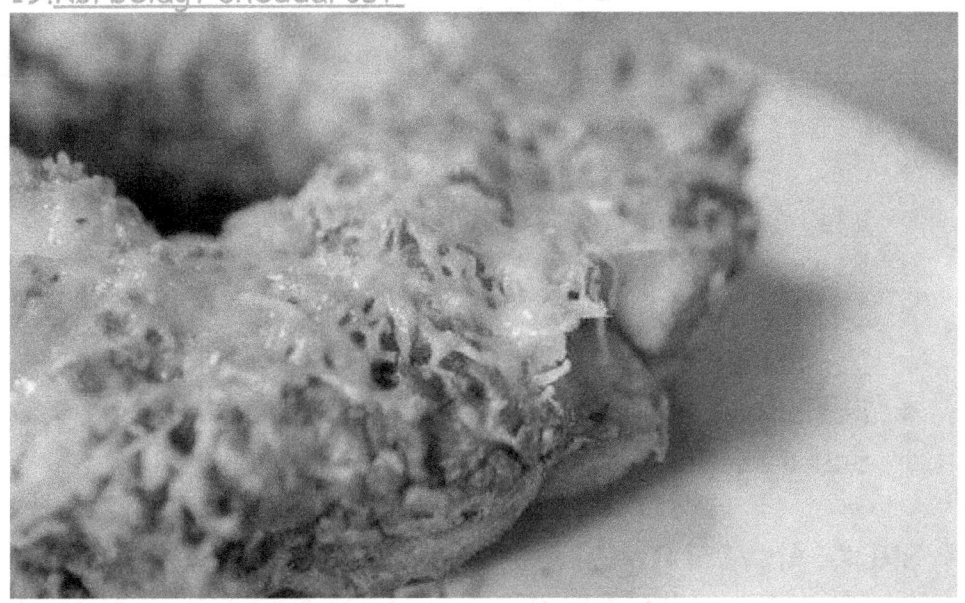

Total tid: 23 MIN| Server: 1

INGREDIENSER:
- 1 stort egg
- 2 skiver cheddarost
- 1 ts malte valnøtter
- 1 ts malt linfrø
- 2 ts mandelmel
- 1 ts hampfrø
- 1 ss olivenolje
- Salt og pepper etter smak

BRUKSANVISNING:
- I en liten bolle, visp et egg sammen med salt og pepper.
- Varm en spiseskje olivenolje i en stekepanne, på middels varme.
- Bland de malte linfrøene med de malte valnøtter, hampfrø og mandelmel i en separat bolle.
- Dekk cheddarskivene med eggeblandingen, rull deretter inn den tørre blandingen og stek osten i ca 3 minutter på hver side. Serveres varm.

ERNÆRING: Kalorier 509 | Totalt fett 16g | Netto karbohydrater: 2g | Protein 21g)

20.Ostekokte egg

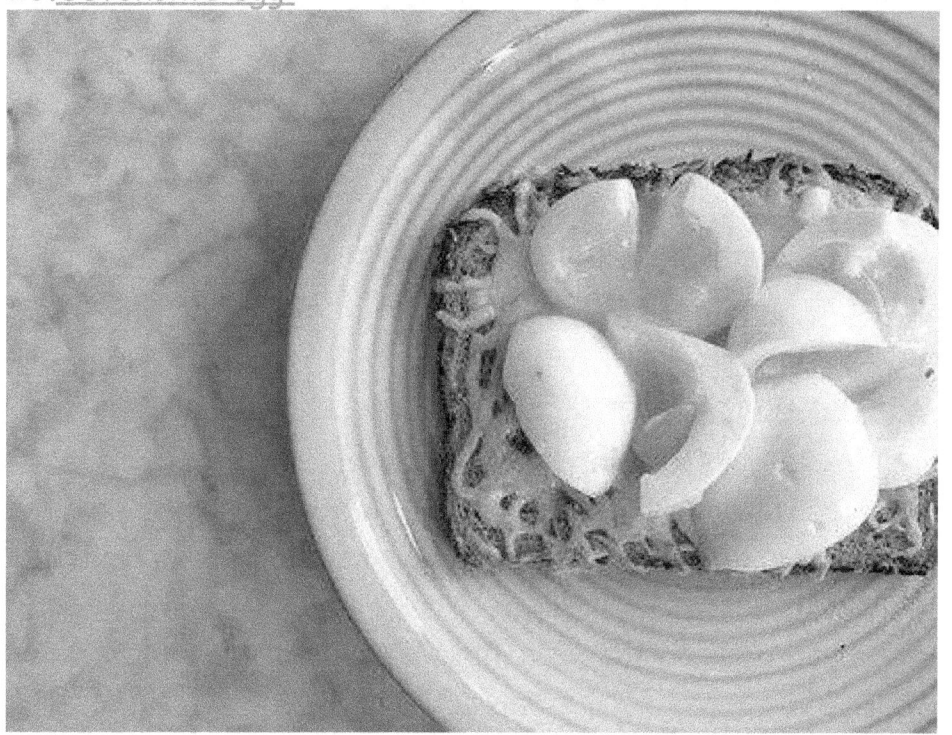

Total tid: 27 MIN| Servering: 2

INGREDIENSER:
- 3 egg
- 2 ss mandelsmør, uten omrøring
- 2 ss kremost, myknet
- 1 ts kremfløte
- Salt og pepper etter smak

BRUKSANVISNING:
- I en liten kjele hardkoker eggene.
- Når du er klar, vask eggene med kaldt vann, skrell og hakk dem. Legg egg i en bolle; ha i smør, kremost og kremfløte.
- Bland godt og tilsett salt og pepper etter smak. Tjene.

ERNÆRING: Kalorier 212 | Totalt fett 19g | Netto karbohydrater: 0,75 g | Protein 7g)

21.Mahón Grønnkål Pølse Omelett Pai

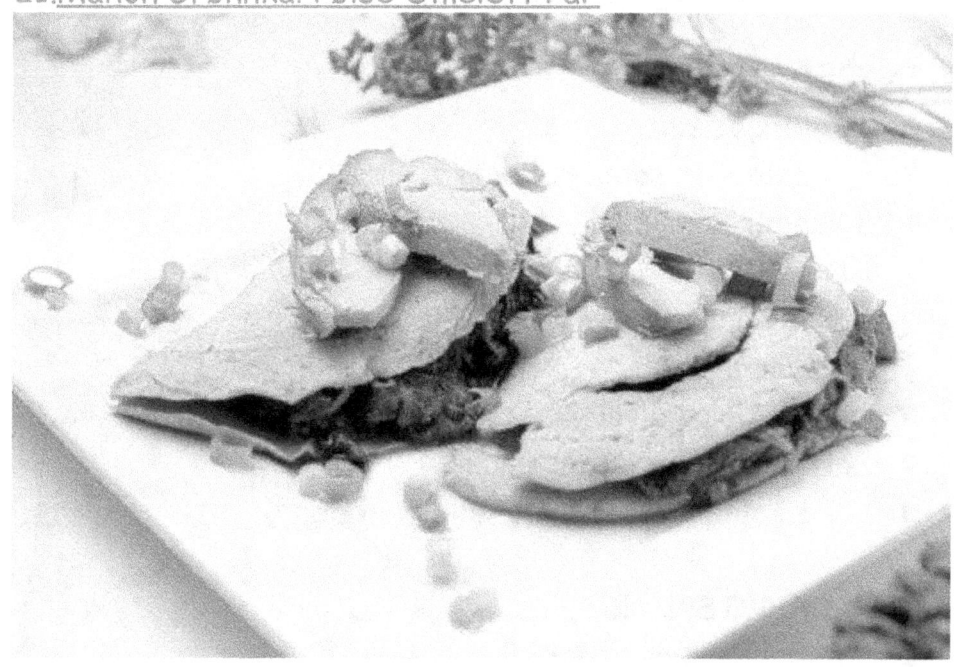

Total tid: 40 MIN| Serverer: 8)

INGREDIENSER:
- 3 kyllingpølser
- 2 1/2 kopper sopp, hakket
- 3 kopper fersk spinat
- 10 egg
- 1/2 ts sort pepper og sellerifrø
- 2 ts varm saus
- 1 ss hvitløkspulver
- Salt og pepper etter smak
- 1 1/2 kopper Mahón ost (eller cheddar)

BRUKSANVISNING:
- Forvarm ovnen til 400 F.
- Hakk opp sopp og kyllingpølse tynt og legg dem i en støpejernspanne. Kok på middels høy varme i 2-3 minutter.
- Mens pølsene koker, hakk spinat og tilsett spinat og sopp i gryten.
- I mellomtiden blander du egg med sort pepper og sellerifrø, krydder og varm saus i en bolle. Rør hele blandingen godt sammen.
- Bland spinat, sopp og pølser slik at spinaten kan visne helt. Smak til med salt og pepper etter smak.
- Til slutt legger du osten på toppen.
- Hell egg over blandingen og bland godt.
- Rør blandingen i noen sekunder, og sett deretter pannen i ovnen. Stek i 10-12 minutter, og stek deretter toppen i 4 minutter.
- La avkjøle en stund, skjær i 8 skiver og server varm.

ERNÆRING: Kalorier 266 | Totalt fett 17g | Netto karbohydrater: 7g | Protein 19 g)

22.Monterey Bacon-Scallions Omelett

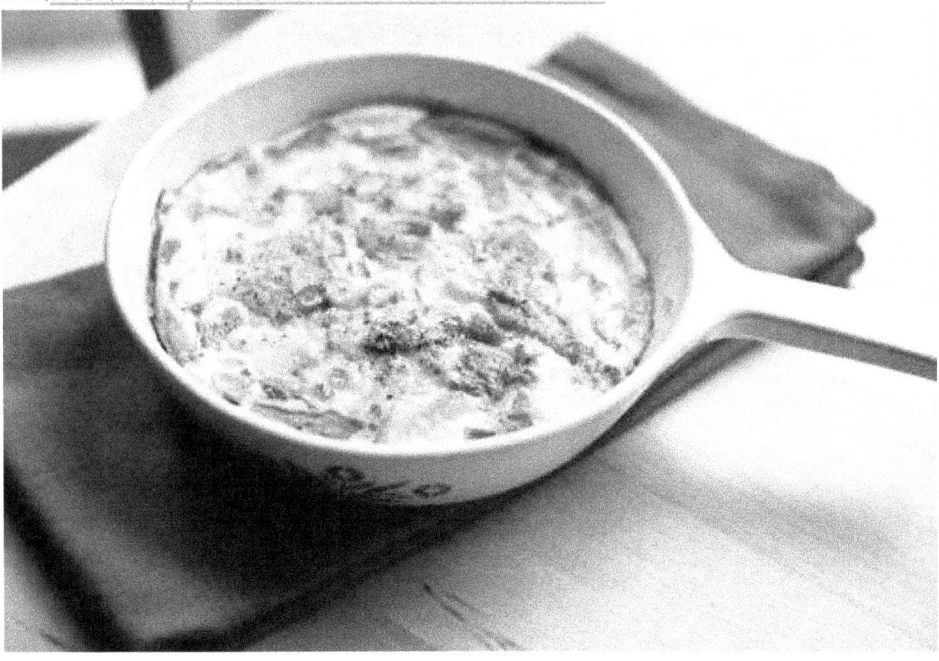

Total tid: 30 MIN| Servering: 2

INGREDIENSER:
- 2 egg
- 2 skiver kokt bacon
- 1/4 kopp løkløk, hakket
- 1/4 kopp Monterey Jack ost
- Salt og pepper etter smak
- 1 ts smult

BRUKSANVISNING:
- Varm smult inn på middels lav varme i en stekepanne. Tilsett egg, løk og salt og pepper etter smak.
- Kok i 1-2 minutter; tilsett baconet og fres i 30-45 sekunder lenger. Slå av varmen på komfyren.
- Legg en ost på toppen av baconet. Ta deretter to kanter av omeletten og brett dem inn på osten. Hold kantene der et øyeblikk da osten delvis må smelte. Gjør det samme med det andre egget og la koke i en varm panne en stund.
- Serveres varm.

ERNÆRING: Kalorier 321 | Totalt fett 28g | Netto karbohydrater: 1,62g | Protein 14 g)

23.Røkt kalkunbacon og avokadomuffins

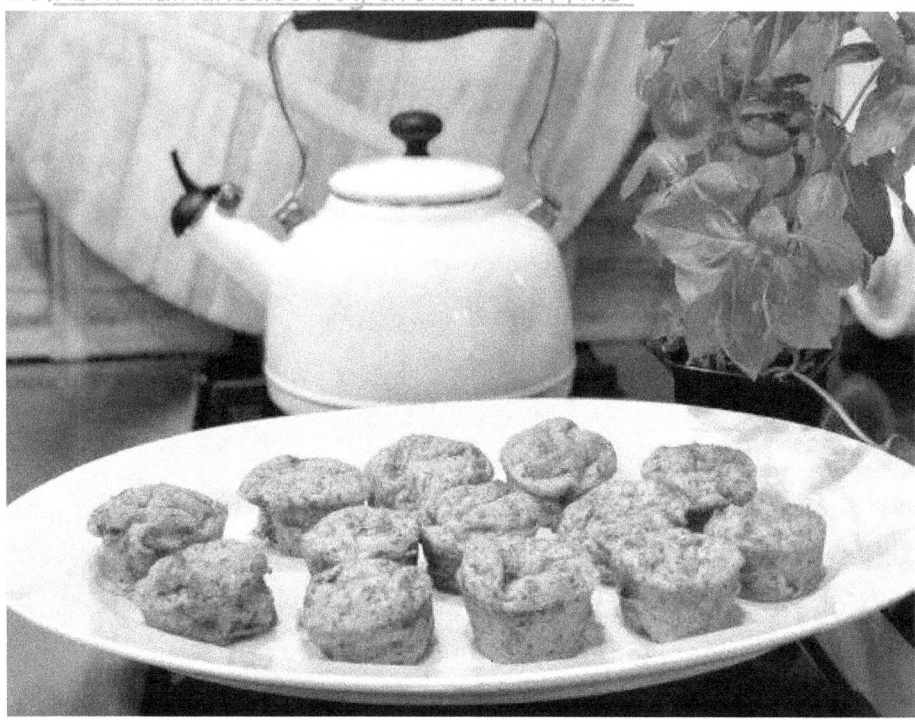

Total tid: 45 MIN| Serverer: 16)

INGREDIENSER:
- 6 skiver røkt kalkunbacon
- 2 ss smør
- 3 vårløk
- 1/2 kopp cheddarost
- 1 ts bakepulver
- 1 1/2 kopper kokosmelk
- 5 egg
- 1 1/2 ss Metamucil pulver
- 1/2 kopp mandelmel
- 1/4 kopp linfrø
- 1 ts finhakket hvitløk
- 2 ts tørket persille
- 1/4 ts rød chilipulver
- 1 1/2 ss sitronsaft
- Salt og pepper etter smak
- 2 mellomstore avokadoer

BRUKSANVISNING:
- Forvarm ovnen til 350 F.
- I en stekepanne over middels lav varme, kok baconet med smøret til det er sprøtt. Tilsett vårløk, ost og bakepulver.
- I en bolle blander du sammen kokosmelk, egg, Metamucil-pulver, mandelmel, lin, krydder og sitronsaft. Slå av varmen og la avkjøles. Smuldre deretter baconet og tilsett alt fettet i eggedosisen.
- Rens og hakk avokado og vend inn i blandingen.

- Mål opp røren i et cupcakebrett som er sprayet eller smurt med nonstick-spray og stek i 25-26 minutter.
- Når den er klar, la den avkjøles og server varm eller kald.

ERNÆRING: Kalorier 184 | Totalt fett 16g | Netto karbohydrater: 5,51g | Protein 5,89 g)

24.Chorizo frokost paprika

Total tid: 25 MIN| Servering: 2

INGREDIENSER:
- ½ ss ghee
- 1 løk, hakket
- 2 fedd hvitløk
- 6 økologiske egg
- ¼ kopp mandelmelk, usøtet
- 1 kopp cheddarost, strimlet
- Salt og pepper etter smak
- 3 store paprika, delt i to, kjerne og frø fjernet
- ½ lb. krydret chorizo-pølse, smuldret

BRUKSANVISNING:
- Se ovenfor to 350 F.
- Varm ghee i en non-stick panne på middels varme og kok chorizosmuldene. Sette til side
- Bruk samme panne, tilsett løk og hvitløk og fres i noen minutter. Slå av varmen og sett til side.
- I en bolle, rør sammen egg, melk, cheddar og smak til med salt og pepper.
- Tilsett chorizoen i bollen med eggene og rør godt.
- Legg paprikahalvdelene i en ovnssikker form fylt med en ¼ tomme vann.
- Hell chorizo og eggblandingen inn i paprikaene og sett formen inn i ovnen for å steke i 35 minutter.
- Serveres varm.

ERNÆRING: Kalorier 631 | Totalt fett 46g | Netto karbohydrater: 13g | Protein 44g | Fiber: 3,5 g)

25. Kremet sjokolade- og avokadomousse

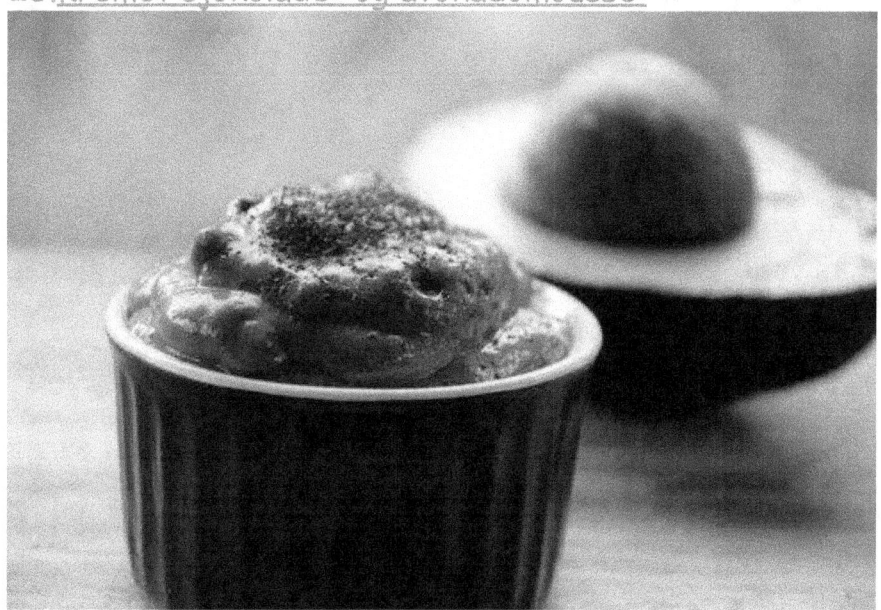

Total tid: 50 MIN| Servering: 2

INGREDIENSER:
- 2 modne avokadoer
- 1/3 kopp kakaopulver
- ½ ts chiafrø
- 1 ts vaniljeekstrakt
- 10 dråper Stevie
- 3 ss kokosolje

BRUKSANVISNING:
- Ha alle ingrediensene i en blender og kjør til en jevn masse.
- Hell blandingen i en bolle og sett i kjøleskapet til avkjøling i 40 minutter eller mer.
- Serveres avkjølt.

ERNÆRING: Kalorier 462 | Totalt fett 46g | Netto karbohydrater: 15g | Protein 6g | Fiber 1,2 g)

26. Rømmeostpannekaker

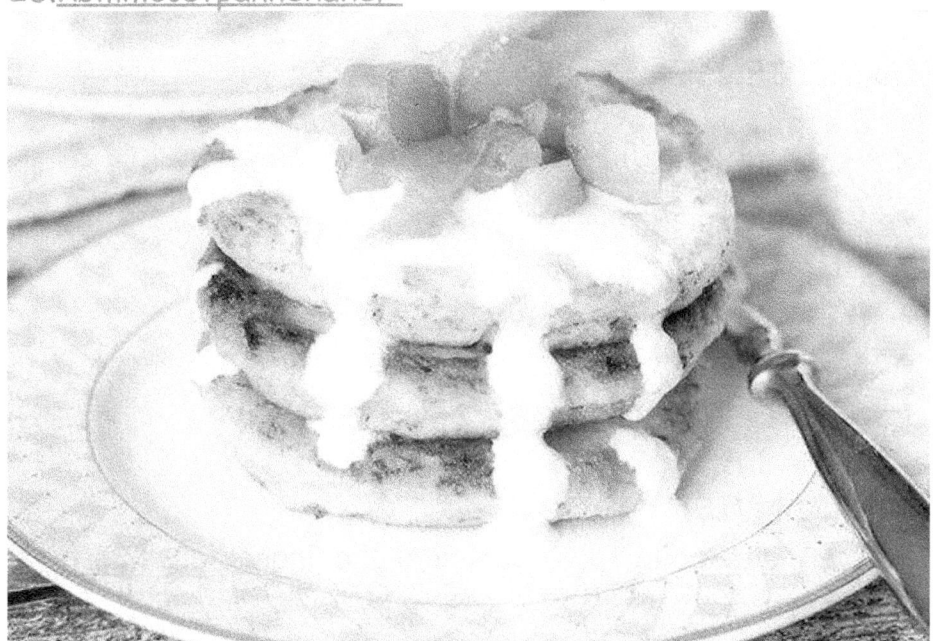

Total tid: 30 MIN| Servering: 2

INGREDIENSER:
- 2 egg
- 1/4 kopp kremost
- 1 ss kokosmel
- 1 ts malt ingefær
- 1/2 kopp flytende Stevie
- Kokosolje
- Sukkerfri lønnesirup

BRUKSANVISNING:
- I en dyp bolle, pisk sammen alle ingrediensene til en jevn masse.
- Varm opp en stekepanne med olje på middels høy. Hell røren og hell i varm olje.
- Stek på den ene siden og vend deretter. Topp med en sukkerfri lønnesirup og server.

ERNÆRING: Kalorier 170 | Totalt fett 13g | Netto karbohydrater: 4g | Protein 6,90 g)

27. Vesuvius eggerøre med Provolone

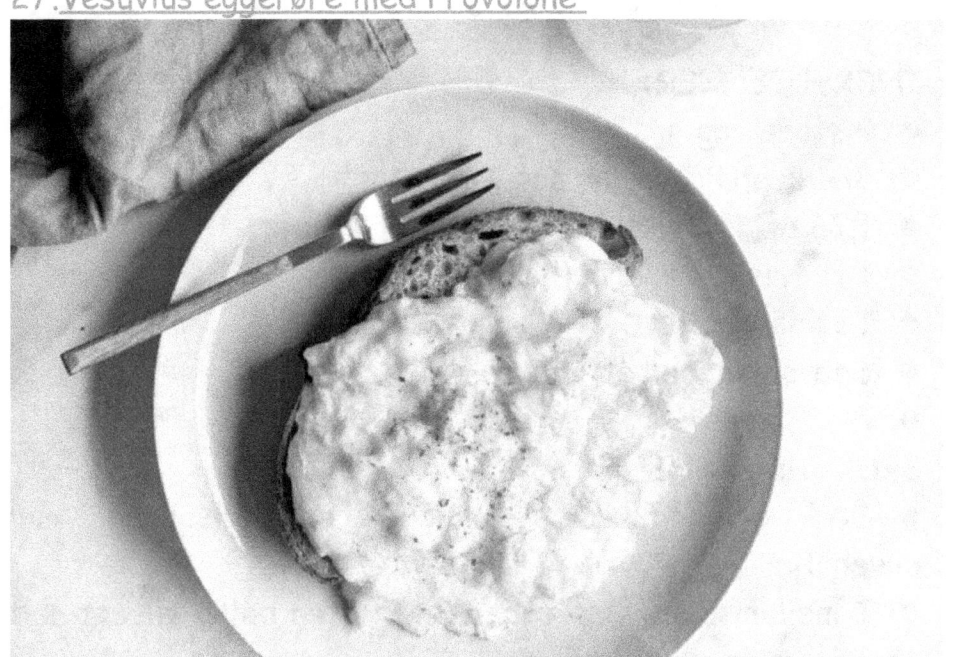

Total tid: 15 MIN| Servering: 2

INGREDIENSER:
- 2 store egg
- 3/4 kopp Provolone ost
- 1,76 oz. lufttørket salami
- 1 ts frisk rosmarin (hakket)
- 1 ss olivenolje
- Salt og pepper etter smak
-

BRUKSANVISNING:
- Stek den hakkede salamien i en liten panne med olivenolje.
- I mellomtiden, visp eggene i en liten bolle, tilsett salt, pepper og fersk rosmarin.
- Ha i provoloneosten og bland godt med en gaffel.
- Hell eggeblandingen i pannen med salami og stek i ca 5 minutter. Serveres varm.

ERNÆRING: Kalorier 396 | Totalt fett 32,4g | Netto karbohydrater: 2,8 g | Protein 26,1g | Fiber: 0,3 g)

28. Søte gresskar linfrømuffins

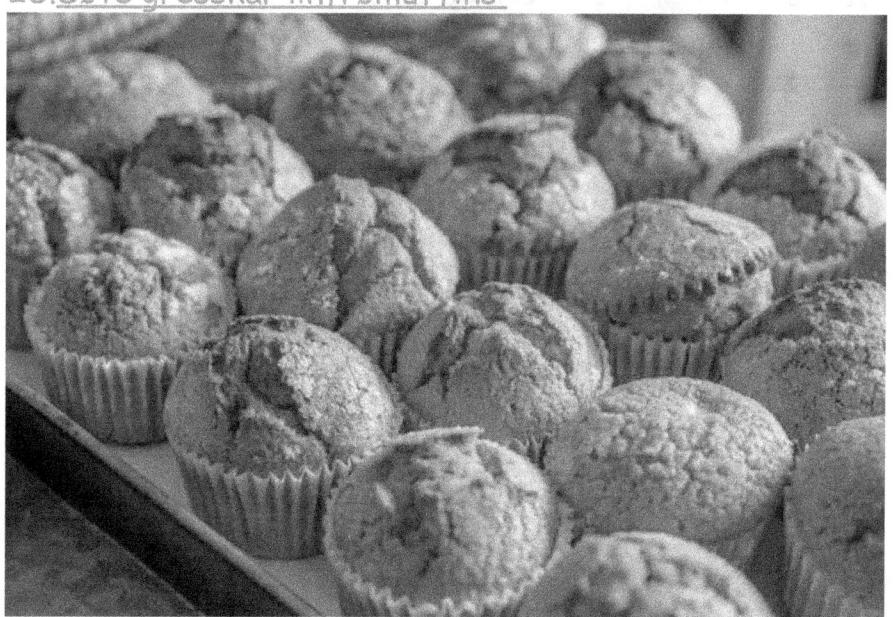

Total tid: 25 MIN| Servering: 2

INGREDIENSER:
- 1 egg
- 1 1/4 kopper linfrø (kvernet)
- 1 kopp gresskarpuré
- 1 ss gresskarpaikrydder
- 2 ss kokosolje
- 1/2 kopp søtningsmiddel etter eget valg
- 1 ts bakepulver
- 2 ts kanel
- 1/2 ts eplecidereddik
- 1/2 ts vaniljeekstrakt
- Salt to nøkler

BRUKSANVISNING:
- Forvarm ovnen til 360 F.
- Kvern først linfrøene i flere sekunder.
- Ha sammen alle de tørre ingrediensene og rør.
- Tilsett deretter gresskarpuréen og bland for å kombinere.
- Tilsett vaniljeekstraktet og gresskarkrydderet.
- Ha i kokosolje, egg og epleeddik. Tilsett søtningsmiddel etter eget valg og rør igjen.
- Legg en haugevis av røre til hver foret muffins eller cupcake og topp med noen gresskarkjerner.
- Stek i ca 18 - 20 minutter. Serveres varm.

ERNÆRING: Kalorier 43| Totalt fett 5,34g | Netto karbohydrater: 3g | Protein 1g | Fiber: 1 g)

29.Bakt skinke og grønnkål eggerøre

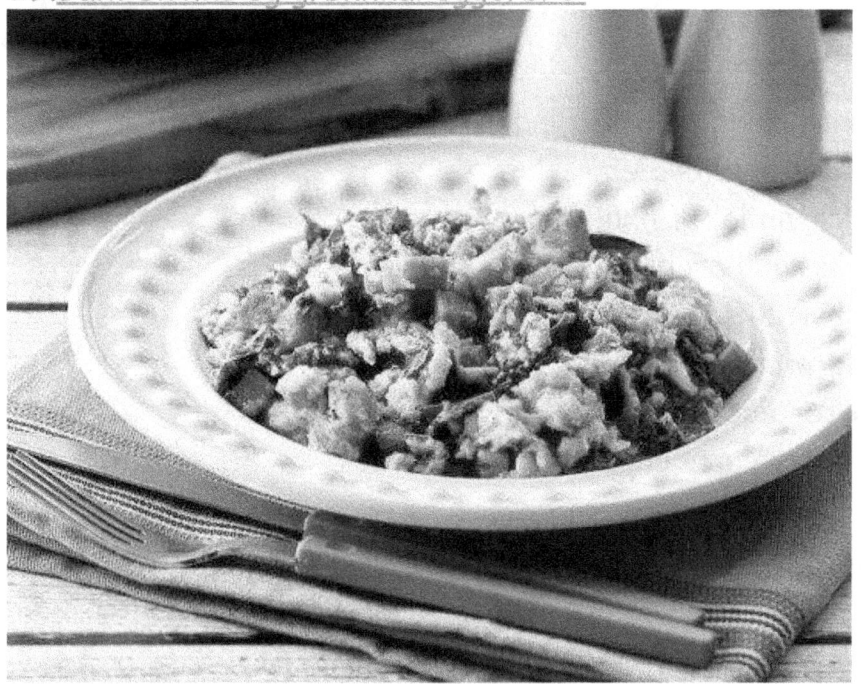

Total tid: 40 MIN| Servering: 2

INGREDIENSER:
- 5 gram skinke i terninger
- 2 mellomstore egg
- 1 grønn løk, finhakket
- 1/2 kopp grønnkålblader, hakket
- 1 hvitløksfedd, knust
- 1 grønn chili, finhakket
- 4 ferdigstekt paprika
- Klyp cayennepepper
- 1 ss olivenolje
- 1/2 boks vann

BRUKSANVISNING:
- Forvarm ovnen til 360 F.
- Varm oljen i en liten ildfast stekepanne. Tilsett grønn løk og stek i 4-5 minutter til den er myk.
- Rør inn hvitløk og chili, og stek i et par minutter til.
- Tilsett 1/2 kopp vann. Krydre godt og rør inn ferdigstekt paprika og skinke. La det småkoke og kok i 10 minutter.
- Tilsett grønnkålen, rør gjennom for å visne.
- Pisk eggene med en klype cayenne i en liten bolle og hell i stekepannen sammen med andre ingredienser.
- Overfør stekepannen til ovnen og stek i 10 minutter.
- Serveres varm.

ERNÆRING: Kalorier 251| Totalt fett 15,74g | Netto karbohydrater: 3,8 g | Protein 22g | Fiber: 0,8 g)

30.Omelett med pepper og skinke

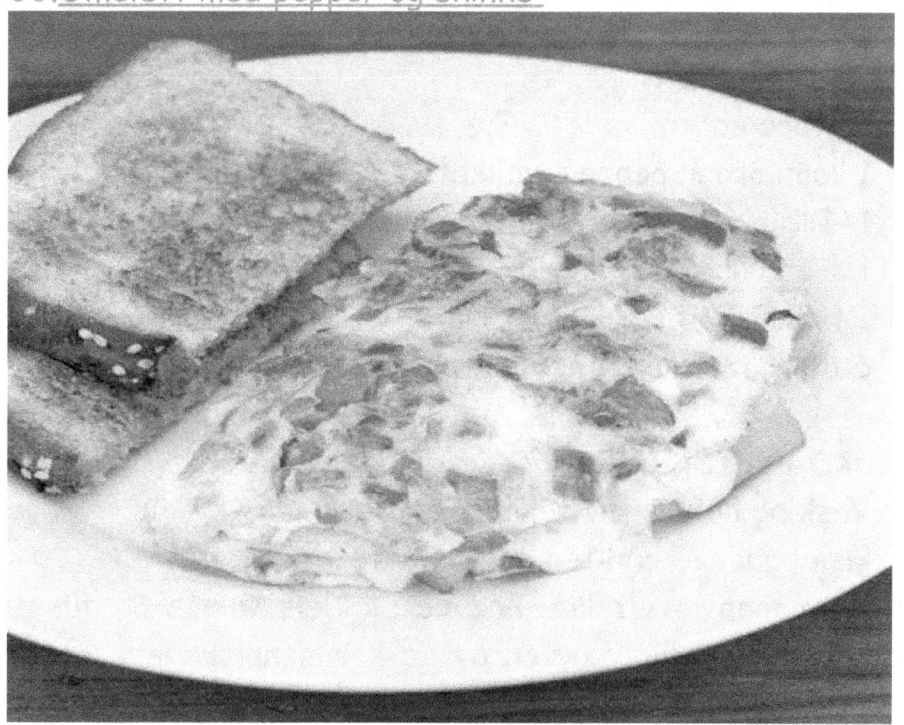

Total tid: 30 MIN| Servering: 2

INGREDIENSER:
- 4 store egg
- 1 kopp grønn pepper, hakket
- 1/4 lb skinke, kokt og i terninger
- 1 grønn løk, i terninger
- 1 ts kokosolje
- Salt og nykvernet pepper etter smak

BRUKSANVISNING:
- Vask og hakk grønnsaker. Sette til side.
- Pisk eggene i en liten bolle. Sette til side.
- Varm opp en stekepanne på middels varme og tilsett kokosolje. Hell halvparten av de sammenpiskede eggene i gryten.
- Når egget har stivnet delvis, tilsett halvparten av grønnsakene og skinken til halvparten av omeletten og fortsett å koke til egget er nesten helt stivnet.
- Brett den tomme halvdelen over toppen av skinken og grønnsakene med en slikkepott.
- Kok i 2 minutter til og server deretter.
- Serveres varm.

ERNÆRING: Kalorier 225,76 | Totalt fett 12g | Netto karbohydrater: 6,8 g | Protein 21,88g | Fiber: 1,4 g)

31. Chia mel pannekaker

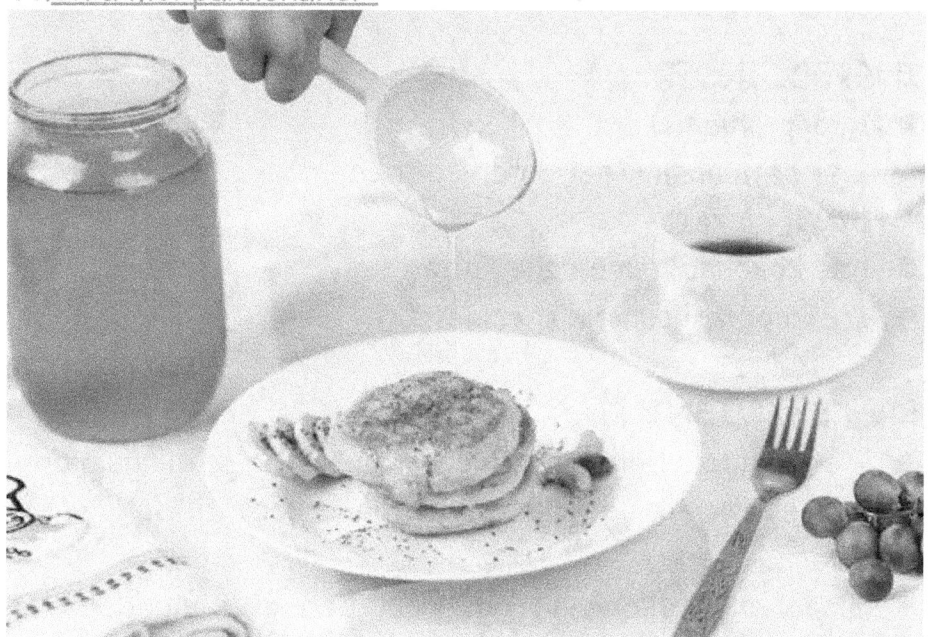

Total tid: 25 MIN| Server: 6

INGREDIENSER:
- 1 kopp chiamel
- 2 ts søtningsmiddel etter eget valg
- 1 egg, pisket
- 1 ss kokosnøttsmør eller olje
- 1/2 kopp kokosmelk (hermetisk)

BRUKSANVISNING:
- I en middels bolle kombinerer du mel og søtningsmiddel. Tilsett egg, melk og kokossmør. Bland godt til du lager en jevn røre.
- Smør en stekepanne og varm den over middels høy varme. Slipp en haug med spiseskje røre på den varme overflaten.
- Når det dannes bobler på overflaten av sconesene, bruk en slikkepott for å snu dem og stek deretter i ca. 2 minutter på hver side.
- Serveres varm.

ERNÆRING: Kalorier 59 | Totalt fett 3,5 g | Netto karbohydrater: 4,65 g | Protein 2,46g | Fiber: 1,78 g)

32. Chocó Mocha Chia grøt

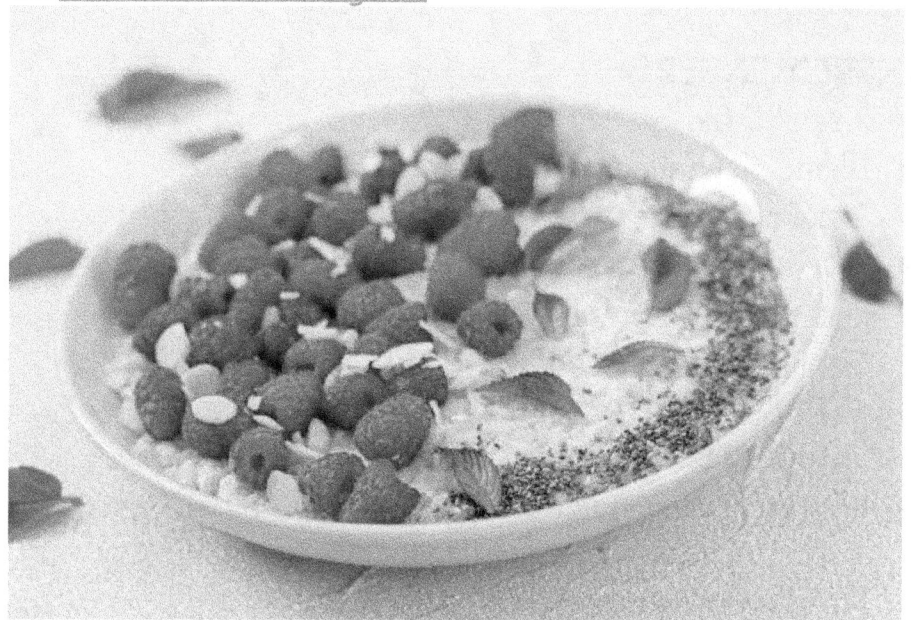

Total tid: 35 MIN| Server: 6

INGREDIENSER:
- 3 ss chiafrø
- 1 kopp mandelmelk, usøtet
- 2 ts kakaopulver
- 1/4 kopp bringebær, ferske eller frosne
- 2 ss mandler, malt
- Søtningsmiddel etter eget valg
-

BRUKSANVISNING:
- Bland og rør mandelmelken og kakaopulveret sammen.
- Tilsett chiafrøene i blandingen.
- Bland godt med en gaffel.
- Sett blandingen i kjøleskapet i 30 minutter.
- Server med bringebær og malte mandler på toppen (valgfritt)

ERNÆRING: Kalorier 150,15 | Totalt fett 9,62g | Netto karbohydrater: 15,2g | Protein 5,47g | Fiber: 11,28 g)

33. Kaffe Linfrø Drømmefrokost

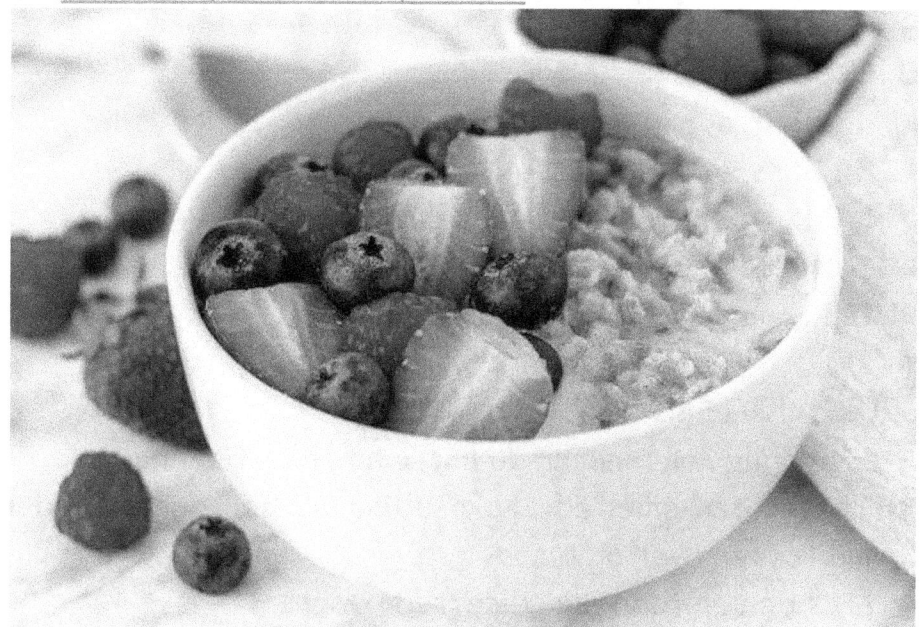

Total tid: 10 MIN| Server: 1

INGREDIENSER:
- 3 ss linfrø, malt
- 2 1/2 ss kokosflak, usøtet
- 1/2 kopp sterk svart kaffe, usøtet
- Søtningsmiddel etter smak
- 1/2 kopp vann (valgfritt)
-

BRUKSANVISNING:
- I en bolle kombinerer du linfrø og kokosflakene.
- Tilsett den smeltede kokosoljen, og hell deretter den varme kaffen over og bland.
- Hvis den er for tykk, tilsett litt vann.
- Til slutt tilsett søtningsmiddelet etter smak.

ERNÆRING: Kalorier 246,43 | Totalt fett 22,1g | Netto karbohydrater: 1,52 g | Protein 1,48g | Fiber: 0,9 g)

34. Crimini sopp med kokte egg frokost

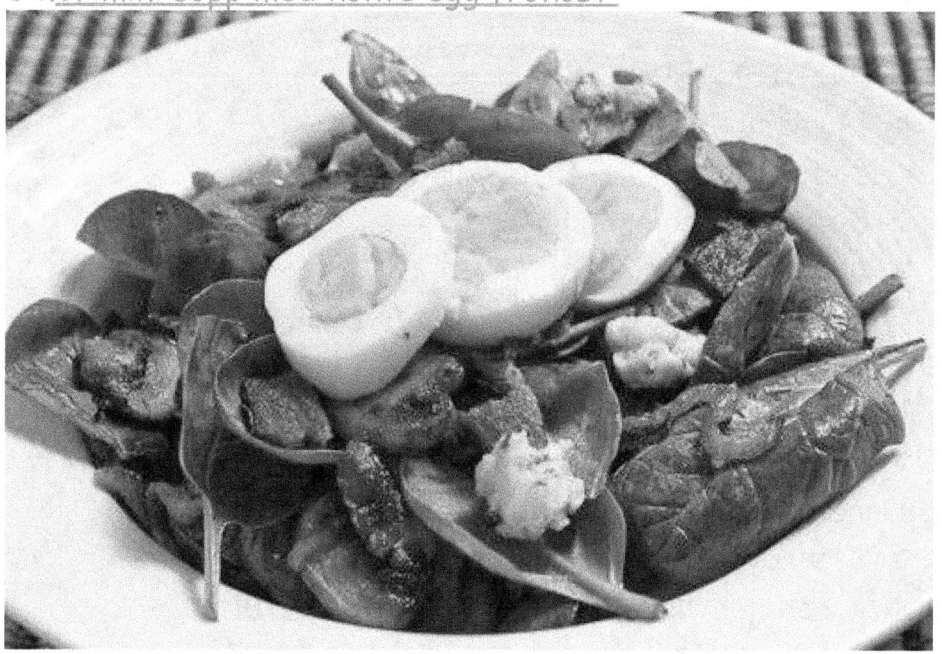

Total tid: 25 MIN| Server: 6

INGREDIENSER:
- 14 crimini sopp, finhakket
- 8 store egg, hardkokte, hakket
- 6 skiver bacon eller pancetta
- 1 vårløk, i terninger
- Salt og malt svart pepper etter smak

BRUKSANVISNING:
- Kok bacon i en stekepanne. Reserver et baconfett i pannen. Hakk opp baconbiter og sett til side.
- I en dyp kjele hardkoker du eggene. Når du er klar, vask, rengjør, skrell og kutt i passe store biter.
- I en stekepanne stek vårløken med gjenværende baconfett over middels høy varme.
- Tilsett Crimini-soppen og fres i ytterligere 5-6 minutter.
- Bland egg, bacon og kok sammen. Tilpass salt og malt svart pepper etter smak.
- Tjene.

ERNÆRING: Kalorier 176,15 | Totalt fett 13,38g | Netto karbohydrater: 2,43g | Protein 11,32g | Fiber: 1,5 g)

35. Eggehvite og spinatomelett

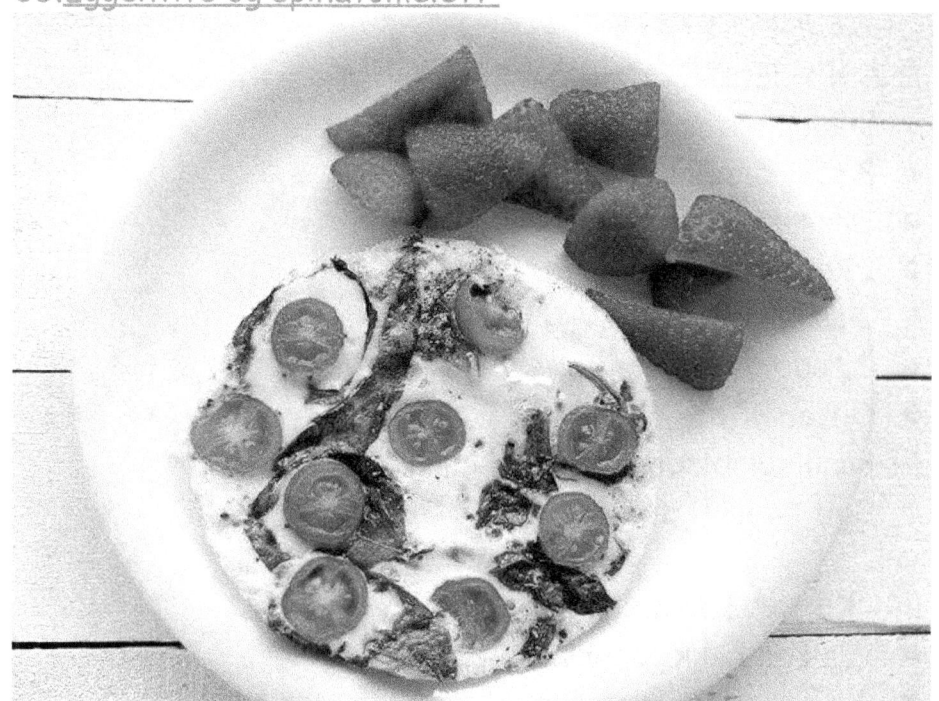

Total tid: 25 MIN| Servering: 2

INGREDIENSER:
- 5 eggehviter
- 2 ss mandelmelk
- 1 zucchini, strimlet
- 1 kopp spinatblader, friske
- 2 ss vårløk, hakket
- 2 fedd hvitløk
- Oliven olje
- Basilikumblader, friske, hakket
- Salt og malt svart pepper etter smak

BRUKSANVISNING:
- Vask og hakk grønnsakene
- Pisk eggehvitene og mandelmelken i en bolle.
- I en smurt stekepanne med olivenolje, kok grønnsakene (spinat, zucchini og vårløk) bare i ett til to minutter.
- Legg grønnsakene på siden, smør pannen igjen med olivenolje og hell eggene. Kok til eggene er stive. Tilsett grønnsakene på den ene siden og stek i to minutter til. Tilpass salt og pepper etter smak.
- Pynt med basilikumblader og server.

ERNÆRING: Kalorier 70,8 | Totalt fett 1,56g | Netto karbohydrater: 5,78g | Protein 11,08g | Fiber: 1,58 g)

SNACKS OG FORRETTER

36. Pancetta og egg

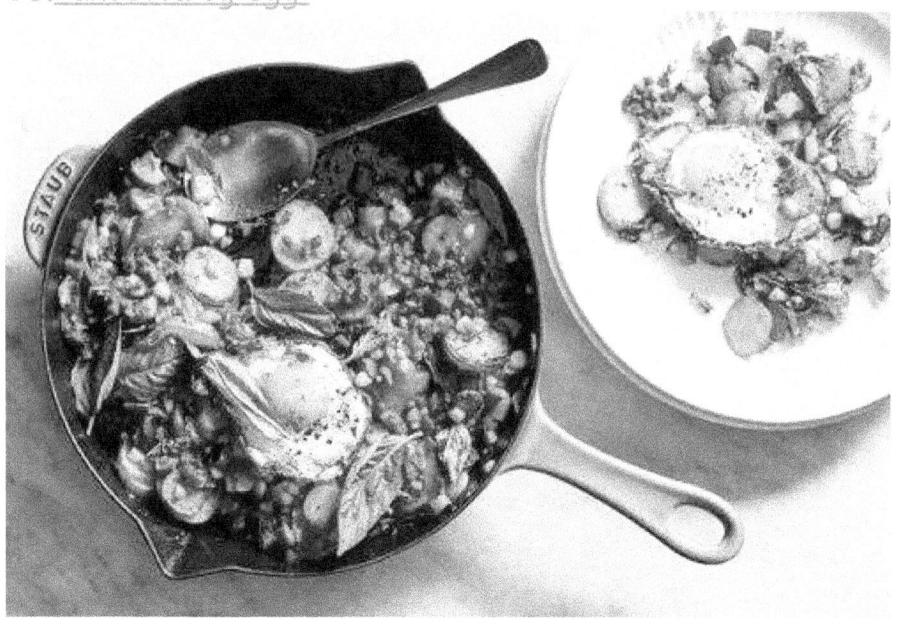

Total tid: 25 MIN| Servering: 4

INGREDIENSER:
- 4 store skiver pancetta
- 2 egg, frittgående
- 1 kopp ghee, myknet
- 2 ss majones
- Salt og nykvernet sort pepper etter smak
- Kokosolje til steking

BRUKSANVISNING:
- Stek Pancetta fra begge sider i en smurt non-stick stekepanne i 1-2 minutter. Fjern fra brannen og sett til side.
- I mellomtiden koker du eggene. For å få eggene hardkokte trenger du rundt 10 minutter. Når du er ferdig, vask eggene godt med kaldt vann og skrell av skallene.
- Legg ghee i en dyp bolle og tilsett de kvarte eggene. Mos godt med en gaffel. Smak til med salt og pepper etter smak; tilsett majones og bland. Hvis du vil kan du helle i pancettafettet. Kombiner og bland godt. Sett bollen i kjøleskapet i minst en time.
- Ta eggeblandingen ut av kjøleskapet og lag 4 like store kuler.
- Smuldre pancettaen i små biter. Rull hver ball i Pancetta-smuldre og legg på et stort fat.
- Fjern egg- og pancetta-bombene i kjøleskapet i 30 minutter til. Serveres kaldt.

ERNÆRING: Kalorier 238 | Totalt fett 22g | Netto karbohydrater: 0,5 g | Protein 7,5 g)

37. Zero-Belly Margherita Pizza

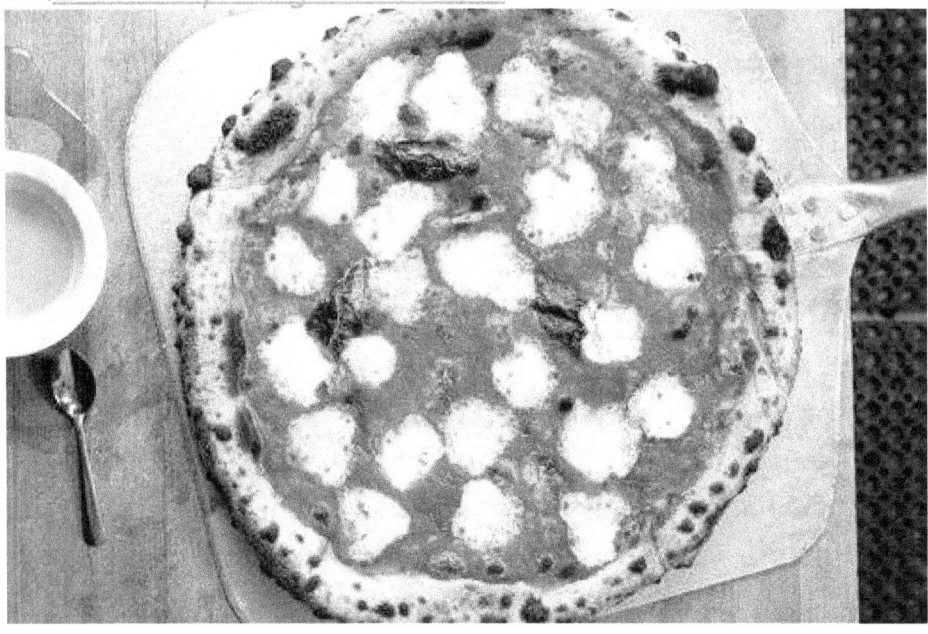

Total tid: 20 MIN| Servering: 2

INGREDIENSER:
FOR SKORPEN:
- 2 økologiske egg
- 2 ss parmesanost, revet
- 1 ss psyllium husk pulver
- 1 ts italiensk krydder
- ½ ts salt
- 2 ts ghee

FOR TOPPENE:
- 5 basilikumblader, grovhakket
- 2 oz. mozzarellaost, i skiver
- 3 ss helt naturlig tomatsaus

BRUKSANVISNING:
- Ha alle ingrediensene til skorpen i en foodprosessor og kjør til de er godt blandet.
- Hell blandingen i en varm non-stick panne og vipp for å spre røren.
- Kok til kantene er brune. Snu til den andre siden og stek i ytterligere 45 sekunder. Fjern fra varmen.
- Fordel tomatsausen på toppen av skorpen, tilsett mozzarella og basilikumblader på toppen og legg i broileren for å smelte osten i 2 minutter.
- Tjene.

ERNÆRING: Kalorier 459 | Totalt fett 35g | Netto karbohydrater: 3,5 g | Protein 27g)

38. Enkel, Peasy, ostepizza

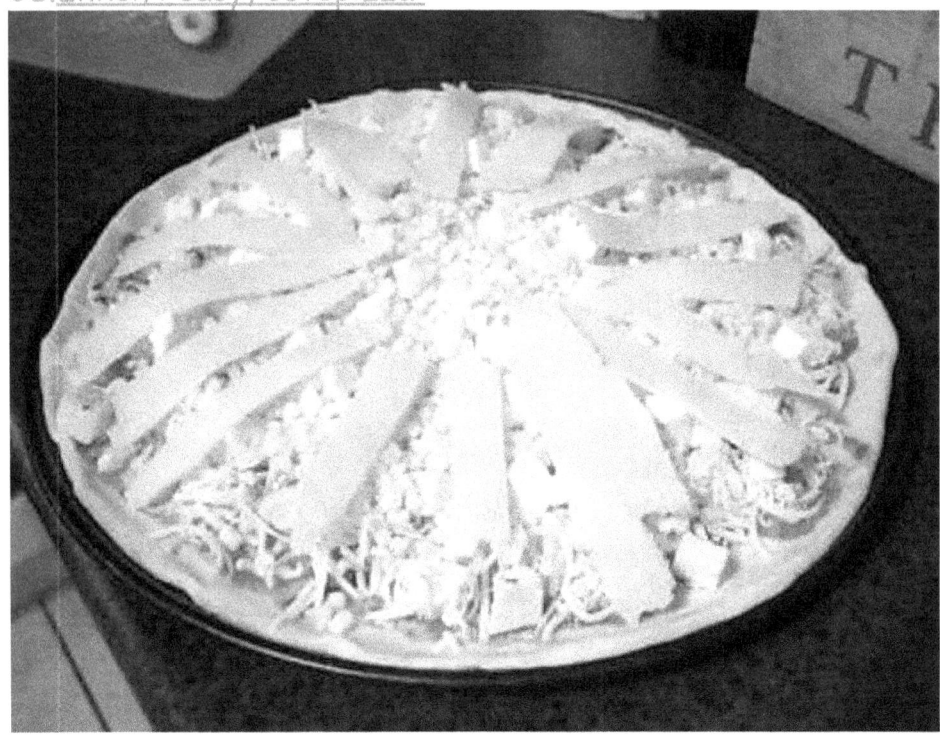

Total tid: 35 MIN| Servering: 3

INGREDIENSER:
- 2 hele egg
- 1 kopp cheddarost, revet
- 1 ss psylliumskall
- 3 ss pestosaus

BRUKSANVISNING:
- Forvarm ovnen til 350 F.
- Bland egg og ost sammen med psylliumskallet i en bolle og bland godt.
- Legg blandingen på bakepapir og fordel ganske tynt. Sett i ovnen for å steke i 15-20 minutter. Husk å holde øye med den, siden den blir fort brun og sprø i forhold til tykkelsen, ikke gjør den for tynn.
- Når den er tilberedt, ta den ut av ovnen og legg det du måtte ønske over bunnen, som pestosaus eller tomatsaus.
- Topp med dine favorittpizzapålegg som baconskiver, pepperonikylling, fersk tomat og fersk basilikum.

ERNÆRING: Kalorier 335 | Totalt fett 27g | Netto karbohydrater: 3,2g | Protein 18g)

39. Zero-Belly Trio Queso Quesadilla

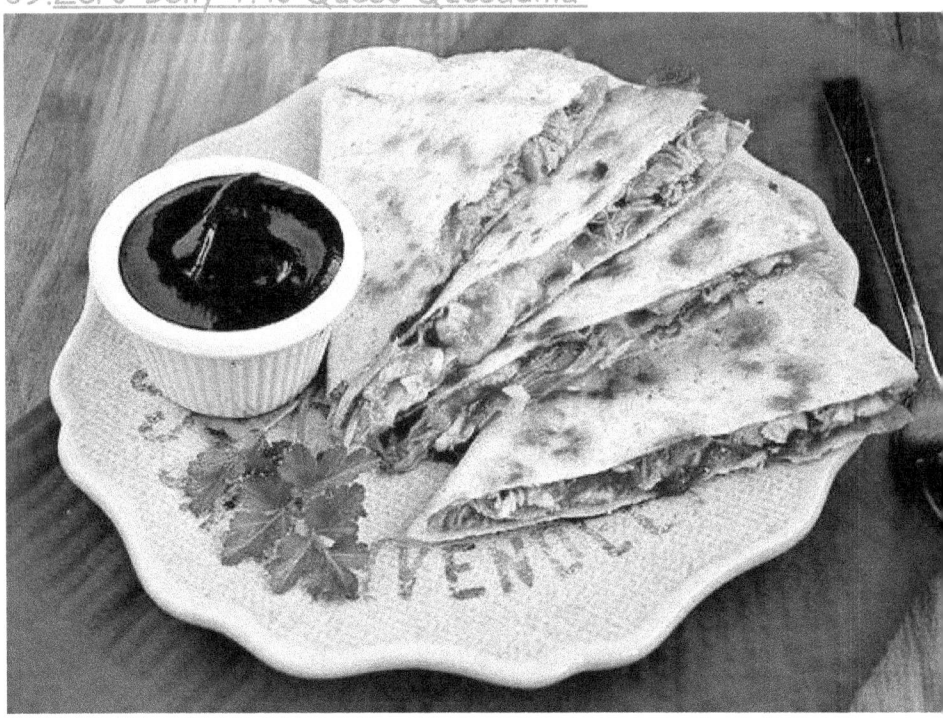

Total tid: 20 MIN| Server: 1

INGREDIENSER:
- ¼ kopp pepper jack ost, strimlet
- ¼ kopp skarp cheddarost, strimlet
- 1 kopp mozzarellaost, ost
- 2 ss kokosmel
- 1 økologisk egg
- ½ ts hvitløkspulver
- 1 ss mandelmelk, usøtet

BRUKSANVISNING:
- Sett ovnen på 350 F.
- Mikrobølgeovn mozzarellaen i mikrobølgeovnen til den begynner å smelte.
- La mozzarellaen avkjøles før du tilsetter kokosmel, egg, hvitløkspulver og melk.
- Rør godt til du oppnår en deigaktig konsistens.
- Legg deigen mellom to bakepapir og rull flatt.
- Fjern det øverste bakepapiret, overfør deigen til et bakepapir og sett i ovnen for å steke i 10 minutter.
- Ta ut av ovnen og la avkjøles i noen minutter før du topper med ostene på halvparten av den tilberedte tortillaen.
- Brett i to og sett tilbake i ovnen for å steke i 5 minutter eller til osten har smeltet.

ERNÆRING: Kalorier 977 | Totalt fett 73g | Netto karbohydrater: 12g | Protein 63g)

40. Bacon og ost smeltes

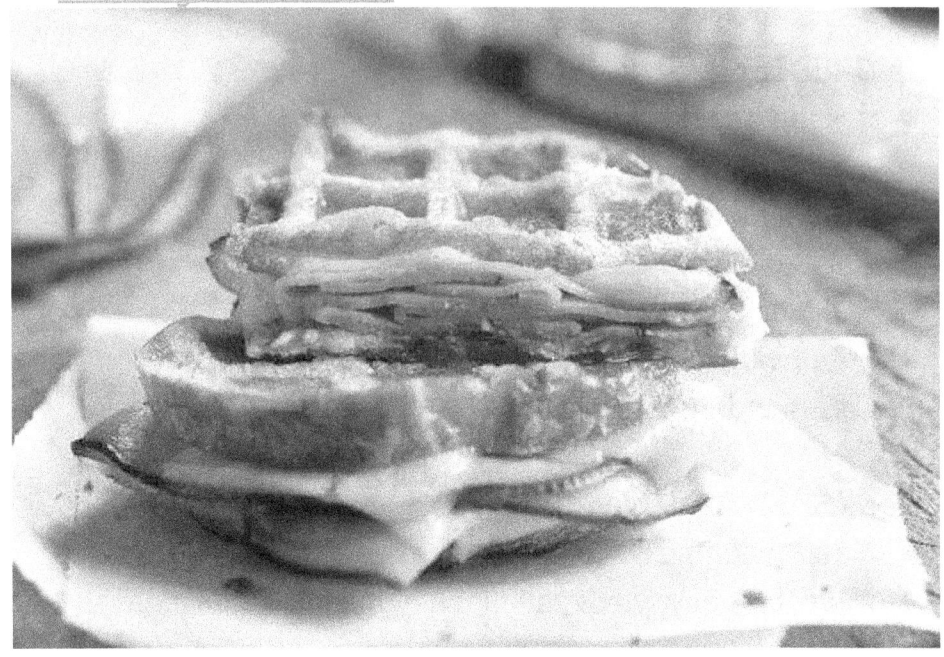

Total tid: 15 MIN| Servering: 2

INGREDIENSER:
- 8 stk mozzarellaostpinner
- 8 strimler bacon
- Olivenolje til steking

BRUKSANVISNING:
- Forvarm frityrkokeren til 350 F.
- Pakk en ostepinne med en stripe bacon og fest med en tannpirker. Gjenta til du har brukt alt baconet og osten.
- Frityrstek ostepinnene i frityrkokeren i 3 minutter.
- Fjern og legg på toppen av et papirhåndkle.
- Server med en bladgrønn salat ved siden av.

ERNÆRING: Kalorier 590 | Totalt fett 50g | Netto karbohydrater: 0g | Protein 34g)

41. BLT rull

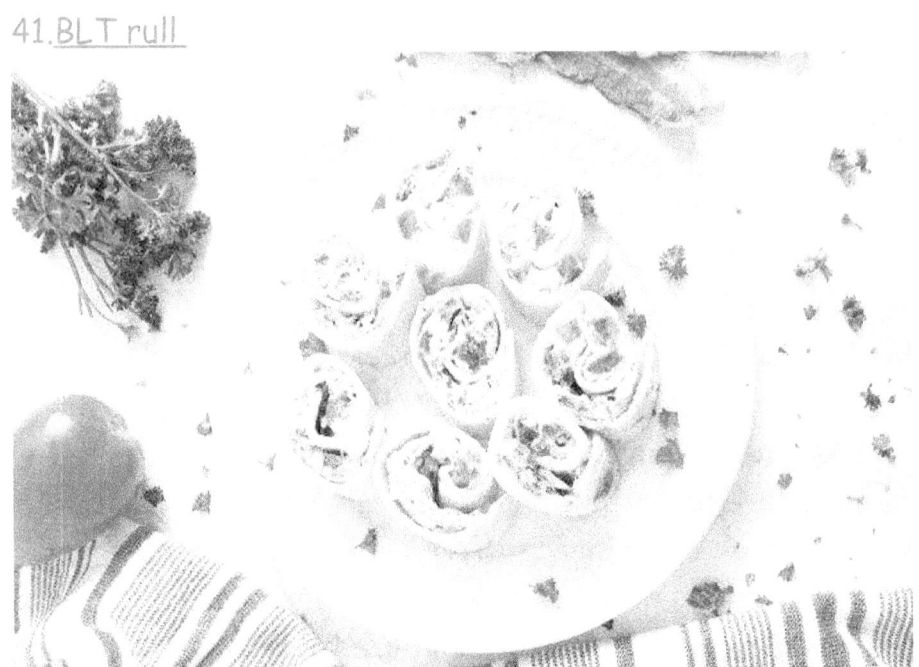

Total tid: 10 MIN| Server: 1

INGREDIENSER:
- 4 blader, romansalat
- 4 baconstrimler, kokt og smuldret
- 4 skiver deli kalkun
- 1 kopp cherrytomater delt i to
- 2 ss majones

BRUKSANVISNING:
- Legg kalkunskiven oppå salatbladene.
- Fordel majones på kalkunskiven og topp med cherrytomater og bacon på toppen.
- Rull salaten og fest den deretter med en tannpirker.
- Server umiddelbart.

ERNÆRING: Kalorier 382 | Totalt fett 38,5 g | Netto karbohydrater: 11,5 g | Protein 4,1g | Fiber 6,3 g)

42. Portobello Pizza

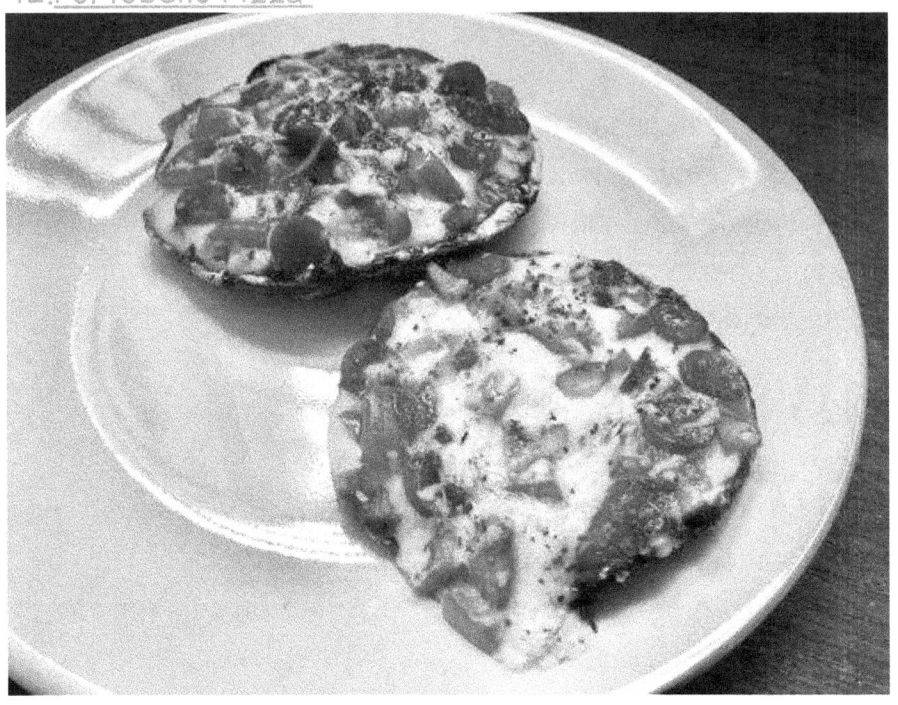

Total tid: 25 MIN| Servering: 4

INGREDIENSER:
- 1 middels tomat, i skiver
- ¼ kopp basilikum, hakket
- 20 pepperoniskiver
- 4 Portobello sopphatter
- 4 oz mozzarellaost
- 6 ss olivenolje
- Svart pepper
- Salt

BRUKSANVISNING:
- Fjern innmaten i sopp og ta ut kjøttet slik at skallet blir igjen.
- Smør sopp med halvparten av oljen og krydre med pepper og salt; stek i 5 minutter, snu og belegg med oljerester. Stek i ytterligere 5 minutter.
- Legg tomat på innsiden av skallet og topp med basilikum, pepperoni og ost. Stek i 4 minutter til osten smelter.
- Serveres varm.

ERNÆRING: Kalorier 321 | Totalt fett 31g | Netto karbohydrater: 2,8 g | Protein 8,5g | Fiber 1,3 g)

43. Basilikum og paprika pizza

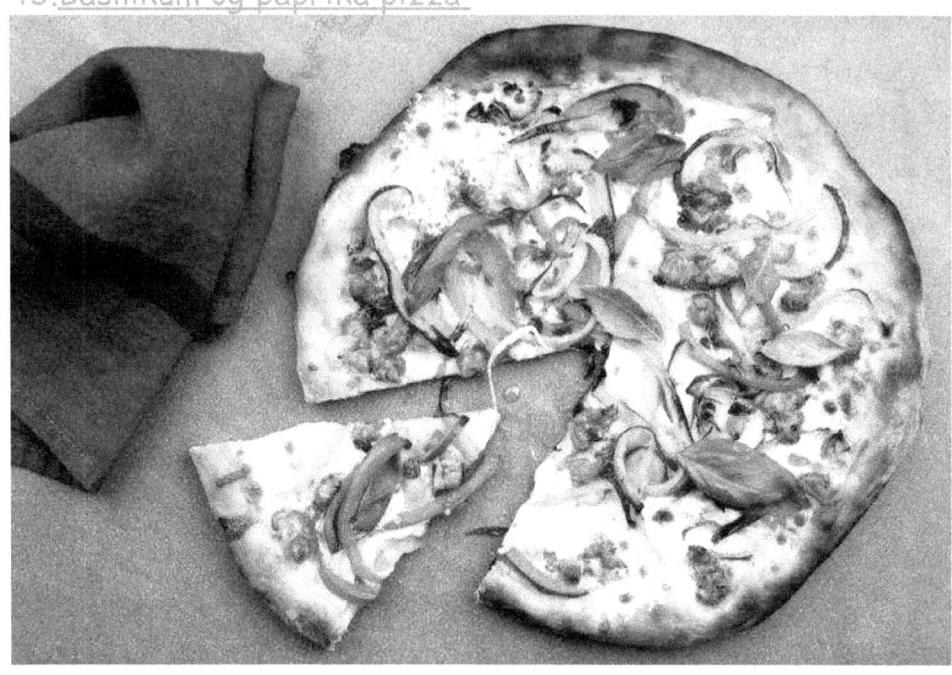

Total tid: 30 MIN| Servering: 2

INGREDIENSER:
FOR BASE:
- ½ kopp mandelmel
- 2 ts kremost
- 1 egg
- ½ ts salt
- 6 oz mozzarellaost
- 2 ss psylliumskall
- 2 ss parmesanost
- 1 ts italiensk krydder
- ½ ts sort pepper

FOR TOPP:
- 1 middels tomat, i skiver
- 2/3 paprika, i skiver
- 4 oz cheddarost, strimlet
- ¼ kopp tomatsaus
- 3 ss basilikum, hakket

BRUKSANVISNING:
- Forvarm ovnen til 400 F. Plasser mozzarella i en mikrobølgeovnsikker form og smelt i 1 minutt, rør av og til.
- Tilsett kremost til smeltet mozzarella og bland.
- Bland de tørre ingrediensene til bunnen i en bolle, tilsett egg og bland sammen. Tilsett osteblandingen og bruk hendene til å kombinere til en deig.
- Form deigen til en sirkel, stek i 10 minutter og ta den ut av ovnen. Topp med tomatsaus, tomat, basilikum, paprika og cheddarost.
- Sett tilbake i ovnen og stek i ytterligere 10 minutter.

- Serveres varm.

ERNÆRING: Kalorier 410 | Totalt fett 31,3g | Netto karbohydrater: 5,3g | Protein 24,8g | Fiber 5,8 g)

FJÆRFE

44. Kylling pai

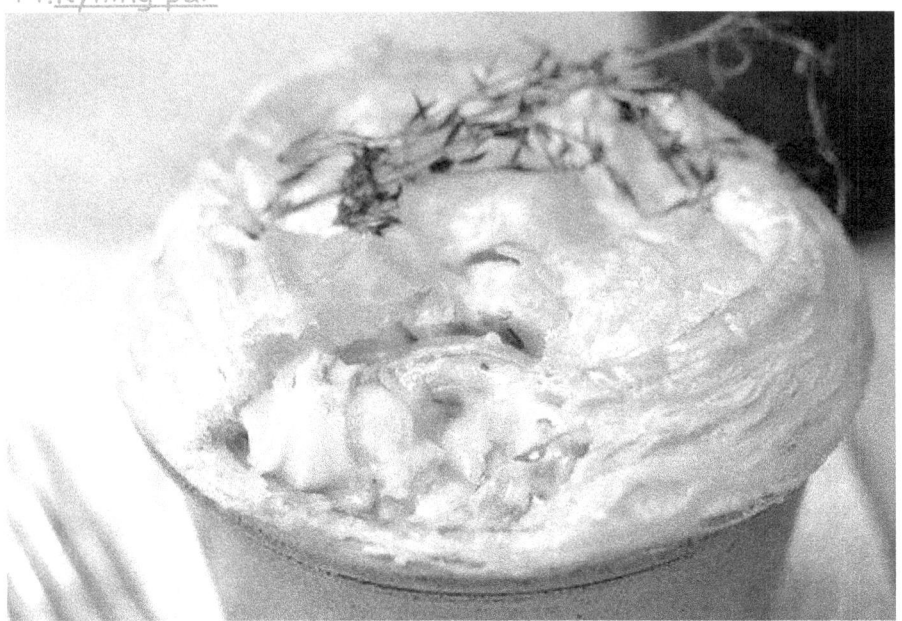

Total tid: 30 MIN| Servering: 5

INGREDIENSER:
- ½ lb. utbenede kyllinglår kuttet i små biter
- 3,5 oz bacon, hakket
- 1 gulrot, hakket
- ¼ kopp persille, hakket
- 1 kopp tung krem
- 2 løkpurre, hakket
- 1 kopp hvitvin
- 1 ss olivenolje
- Salt og pepper etter smak

FOR SKORPEN
- 1 kopp mandelmel
- 2 ss vann
- 1 ss stevia
- 1½ ss smør
- ½ ts salt

BRUKSANVISNING:
- Forbered skorpen først ved å kombinere alle ingrediensene. Sette til side.
- Varm olivenolje i en panne over middels høy brann. Ha i hakket purre og rør. Overfør til en tallerken.
- Ha i kyllingkjøttet og baconet og stek til det er brunt og tilsett purren.
- Tilsett gulrøttene og hell på hvitvinen og reduser deretter varmen til middels.
- Tilsett persillen og hell den tunge fløten i røren godt. Overfør til en ildfast form.

- Dekk med den tilberedte skorpen og sett i ovnen for å steke til skorpen blir gyllenbrun og sprø.
- La hvile i 20 minutter før servering.

ERNÆRING: Kalorier 396| Totalt fett 33g | Netto karbohydrater: 6,5 g | Protein 12,1g | Fiber: 2,5 g)

45. Klassisk kylling Parmigiana

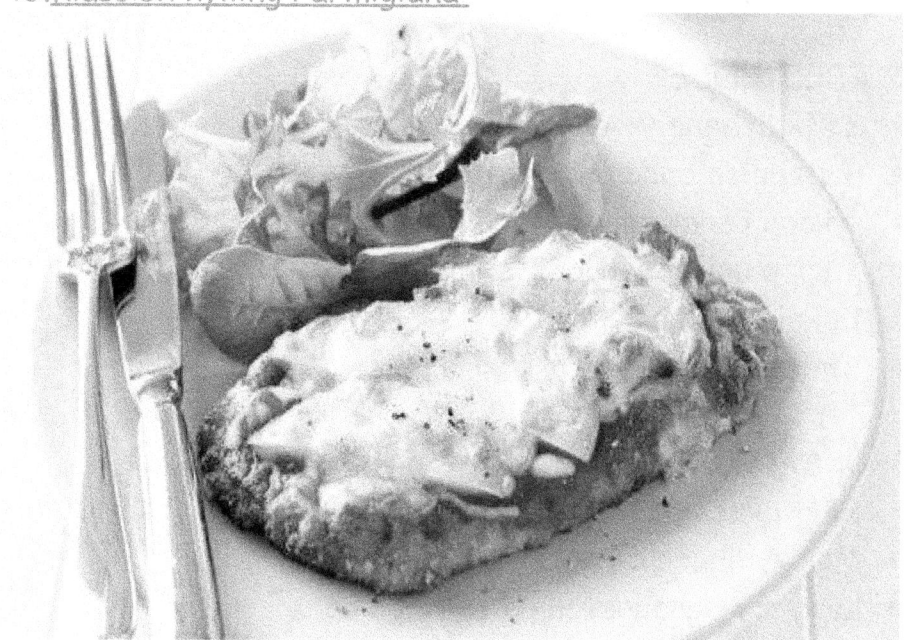

Total tid: 50 MIN| Servering: 2

INGREDIENSER:
- 2 stk utbenede kyllinglår
- 8 strimler bacon, hakket
- ½ kopp parmesanost, revet
- ½ kopp mozzarellaost, strimlet
- 1 økologisk egg
- 1 hermetisert tomat i terninger

BRUKSANVISNING:
- Sett ovnen på 450 F.
- Mør kyllingen og sett til side.
- Legg parmesanosten på en tallerken.
- Knekk egget i en bolle og visp. Og dypp kyllingen i den.
- Ha over på tallerkenen med ost og dekk kyllingen med parmesan.
- Smør stekeplaten med smør, legg kyllinglårene og stek i ovnen i 30-40 minutter.
- Mens du venter på at kyllingen skal steke, koker du baconet.
- Hell tomatene med baconet og rør rundt. Reduser varmen til lav og la småkoke og redusere.
- Ta kyllingen ut av ovnen når den er ferdig og hell over tomatsausen.
- Dryss mozzarella på toppen og sett tilbake i ovnen for å smelte osten.
- Serveres varm.

ERNÆRING: Kalorier 826 | Totalt fett 50,3g | Netto karbohydrater: 6,2g | Protein 83,2g | Fiber: 1,2g)

46. Kalkunleggstek

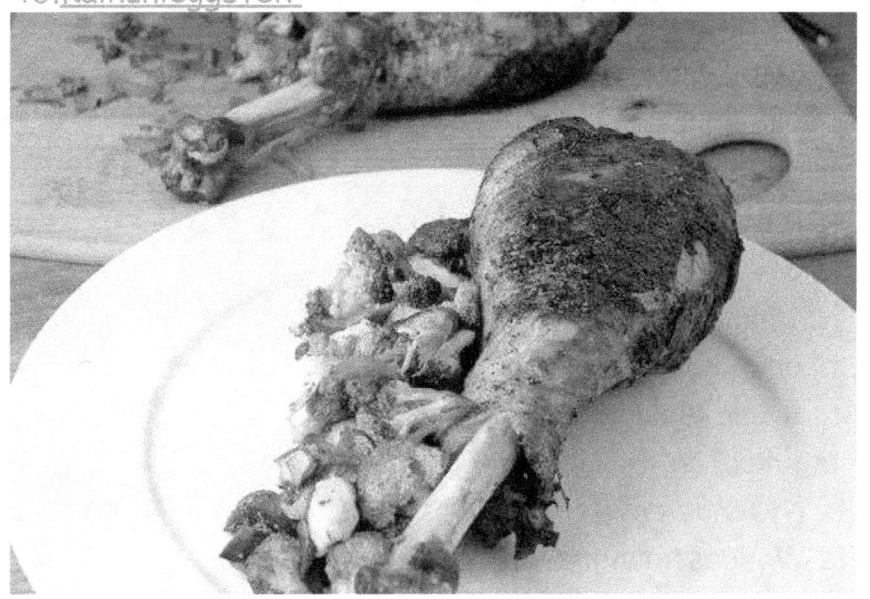

Total tid: 1 TIME 20 MIN| Servering: 4

INGREDIENSER:
- 2 stk kalkunben
- 2 ss ghee

FOR RUBBEN:
- ¼ ts cayennepeper
- ½ ts timian, tørket
- ½ ts ancho chili pulver
- ½ ts hvitløkspulver
- ½ ts løkpulver
- 1 ts flytende røyk
- 1 ts Worcestershire
- Salt og pepper etter smak

BRUKSANVISNING:
- Sett ovnen på 350 F.
- Kombiner alle ingrediensene til rub i en bolle. Visp godt.
- Tørk kalkunbeina med et rent håndkle og gni det sjenerøst med krydderblandingen.
- Varm opp ghee over middels høy ild i en støpejernsgryte og stek deretter kalkunbeina i 2 minutter på hver side.
- Sett kalkunen i ovnen for å steke i en time.

ERNÆRING: Kalorier 382 | Totalt fett 22,5g | Netto karbohydrater: 0,8g | Protein 44g | Fiber: 0,0 g)

47. Saktekokt gresk kylling

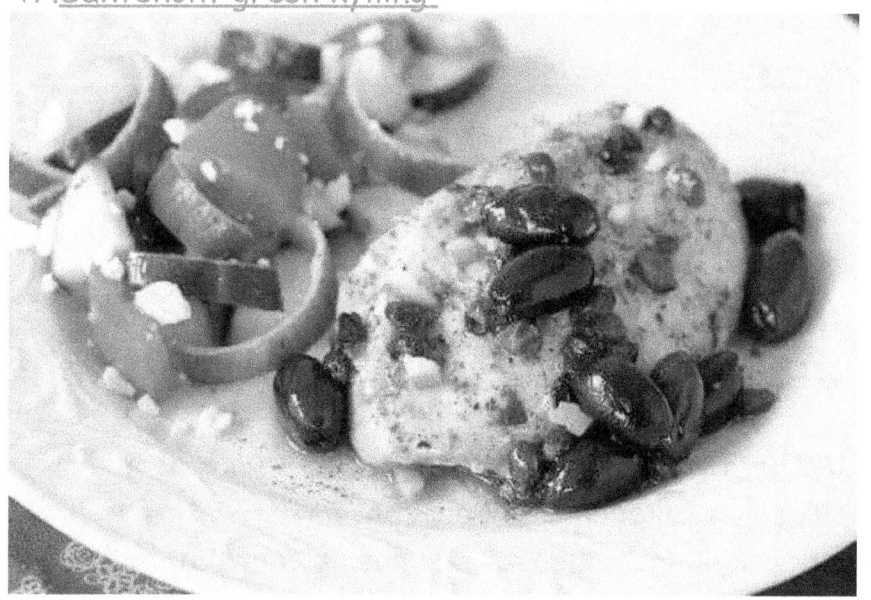

Total tid: 7 TIMER 10 MIN| Servering: 4

INGREDIENSER:
- 4 stk utbenede kyllinglår
- 3 fedd hvitløk, finhakket
- 3 ss sitronsaft
- 1 ½ kopper varmt vann
- 2 terninger kyllingbuljong
- 3 ss gresk rub

BRUKSANVISNING:
- Dekk saktekokeren med kokespray
- Krydre kyllingen med gresk rub etterfulgt av hakket hvitløk.
- Overfør kyllingen til saktekokeren og dryss sitronsaft på toppen.
- Smuldre kyllingterningene og ha i saktekokeren. Hell vannet og rør.
- Dekk til og stek på lavt nivå i 6-7 timer.

ERNÆRING: Kalorier 140 | Totalt fett 5,7 g | Netto karbohydrater: 2,2g | Protein 18,6 g)

48. Stekt bacon-innpakket kylling

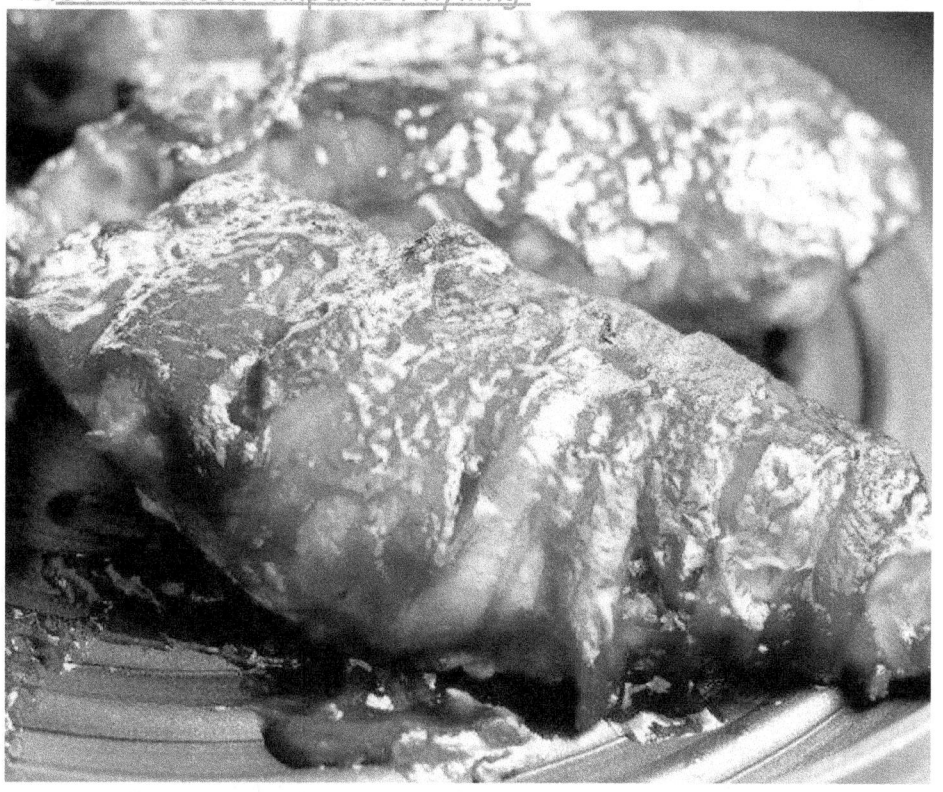

Total tid: 1 TIME 25 MIN| Server: 6

INGREDIENSER:
- 1 hel kledd kylling
- 10 strimler bacon
- 3 kvister fersk timian
- 2 biter lime
- Salt og pepper etter smak

BRUKSANVISNING:
- Sett ovnen på 500 F.
- Skyll kyllingen grundig og fyll den med lime- og timiankvistene.
- Krydre kyllingen med salt og pepper og pakk deretter kyllingen inn med baconet.
- Smak til igjen med salt og pepper og legg deretter på et stekebrett på toppen av et bakepapir (pass på å fange opp saftene) og sett i ovnen for å steke i 15 minutter.
- Senk temperaturen til 350 F og stek deretter i ytterligere 45 minutter.
- Ta kyllingen ut av ovnen, dekk til med folie og sett til side i 15 minutter.
- Ta saften fra brettet og legg i en kjele. Kok opp over høy varme og bruk en nedsenking til å blande alt det "gode" fra saften.
- Server kyllingen med sausen ved siden av.

ERNÆRING: Kalorier 375 | Totalt fett 29,8g | Netto karbohydrater: 2,4g | Protein 24,5g | Fiber: 0,9 g)

49. Sprø karriedylling

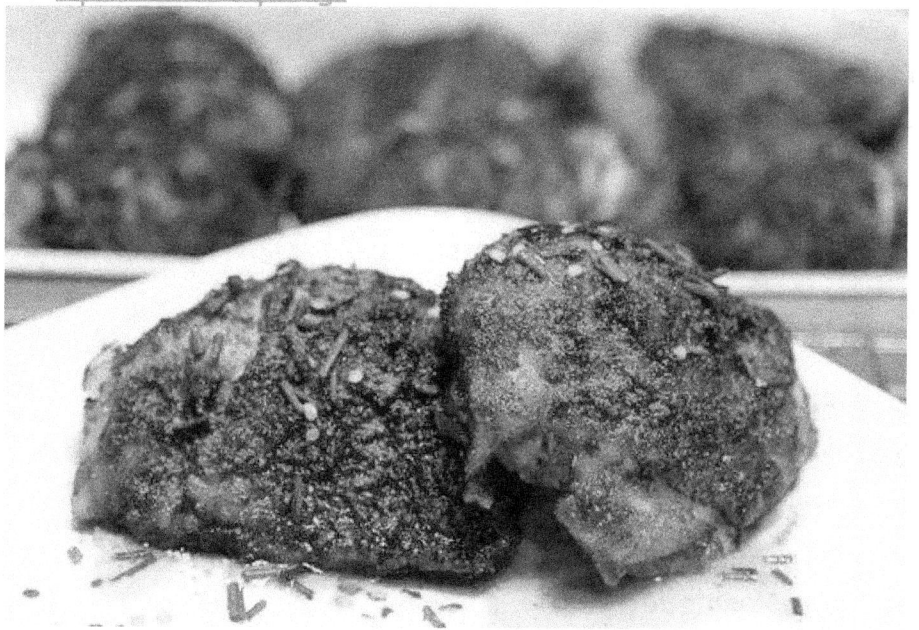

Total tid: 60 MIN| Servering: 4

INGREDIENSER:
- 4 stk kyllinglår
- ¼ kopp olivenolje
- 1 ts karripulver
- ¼ ts ingefær
- ½ ts spisskummen, malt
- ½ ts røkt paprika
- ½ ts hvitløkspulver
- ¼ ts cayennepeper
- ¼ ts allehånde
- ¼ ss chilipulver
- Klype koriander, malt
- En klype kanel
- En klype kardemomme
- ½ ts salt

BRUKSANVISNING:
- Sett ovnen på 425 F.
- Kombiner alle krydderne sammen.
- Kle en stekeplate med folie og legg kyllingen på den.
- Drypp kyllingen med olivenolje, og gni.
- Dryss krydderblandingen på toppen og gni deretter igjen, pass på å dekke kyllingen med krydderne.
- Sett i ovnen for å steke i 50 minutter.
- La hvile i 5 minutter før servering.

ERNÆRING: Kalorier 277 | Totalt fett 19,9g | Netto karbohydrater: 0,6g | Protein 42,3 g)

50.De perfekte bakte kyllingvingene

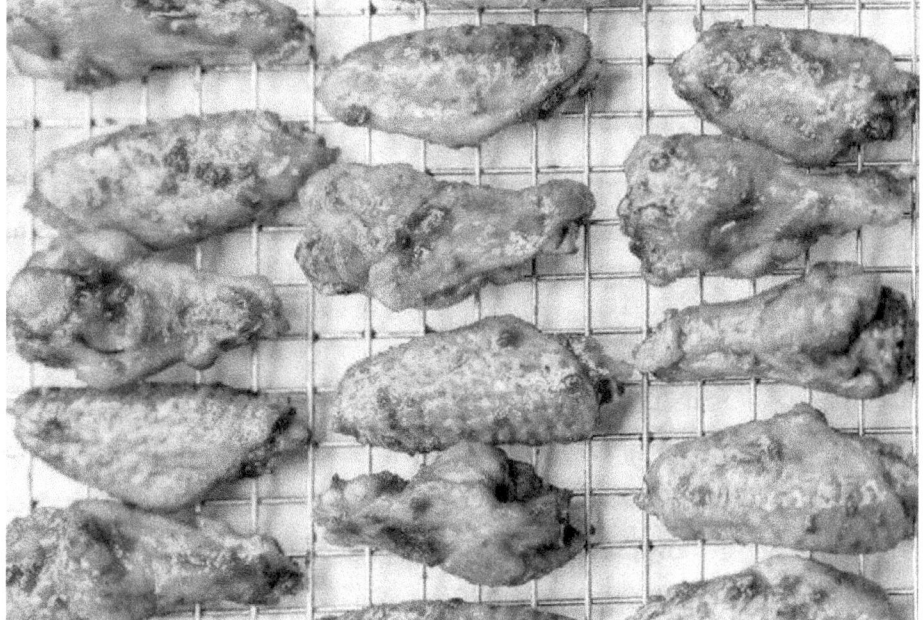

Total tid: 40 MIN| Servering: 2

INGREDIENSER:
- 2,5 lbs kyllingvinger
- ½ ts natron
- 1 ts bakepulver
- Salt to nøkler
- 4 ss smør, smeltet

BRUKSANVISNING:
- Tilsett alle ingrediensene (unntatt smør) i en Ziploc-pose og rist, pass på at vingene er belagt med blandingen.
- Sett i kjøleskapet over natten.
- Når du er klar til å lage mat, sett ovnen på 450 F.
- Legg vingene på en bakeplate og stek i ovnen i 20 minutter.
- Vend vingene og stek i ytterligere 15 minutter.
- Smelt smøret og ringle over vingene.

ERNÆRING: Kalorier 500 | Totalt fett 0,0g | Netto karbohydrater: 38,8g | Protein 44g | Fiber: 34g)

51. Kylling i Kung Pao-saus

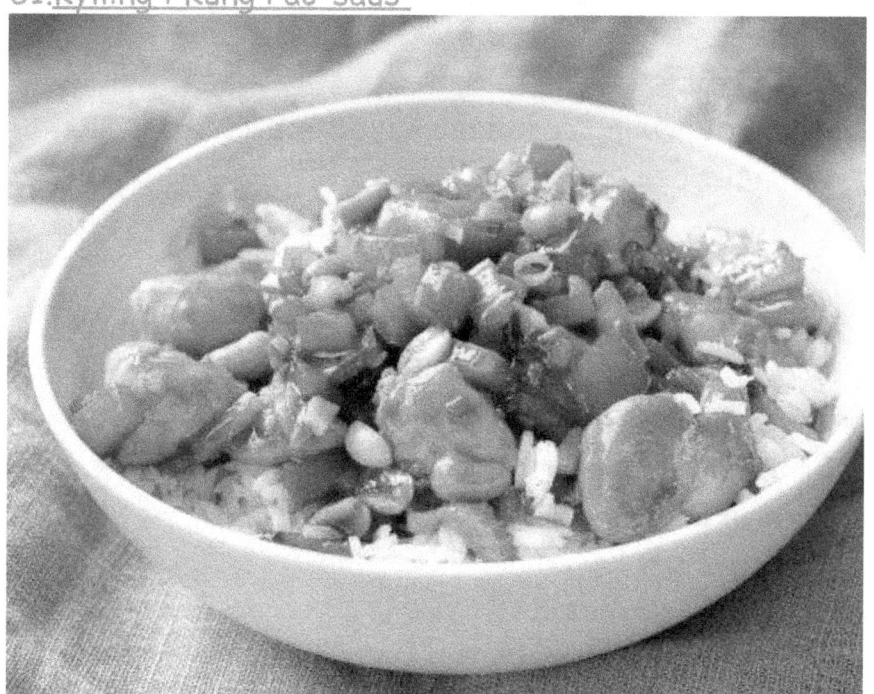

Total tid: 25 MIN| Servering: 2

INGREDIENSER:
- 2 utbenede kyllinglår kuttet i mindre biter
- ½ grønn pepper, hakket
- 2 stk vårløk, skåret i tynne skiver
- ¼ kopp peanøtter, hakket
- 1 ts ingefær, revet
- ½ ss røde chiliflak
- Salt og pepper etter smak

FOR SAUSEN:
- 2 ts risvineddik
- 1 ss Zero-Belly Ketchup
- 2 ss chili hvitløkpasta
- 1 ss lavnatrium soyasaus
- 2 ts sesamolje
- 2 ts flytende stevia
- ½ ts lønnesirup

BRUKSANVISNING:
- Krydre kyllingen med salt, pepper og revet ingefær.
- Plasser en støpejernsgryte over middels høy ild og tilsett kyllingen når pannen er varm. Kok i 10 minutter.
- Visp alle ingrediensene til sausen i en bolle mens du venter på at kyllingen skal koke.
- Tilsett grønn paprika, vårløk og peanøtter i pannen med kyllingen og stek i ytterligere 4-5 minutter
- Tilsett sausen i kjelen, rør og la det koke opp.

ERNÆRING: Kalorier 362 | Totalt fett 27,4g | Netto karbohydrater: 3,2g | Protein 22,3 g)

52. Chicken BBQ Pizza

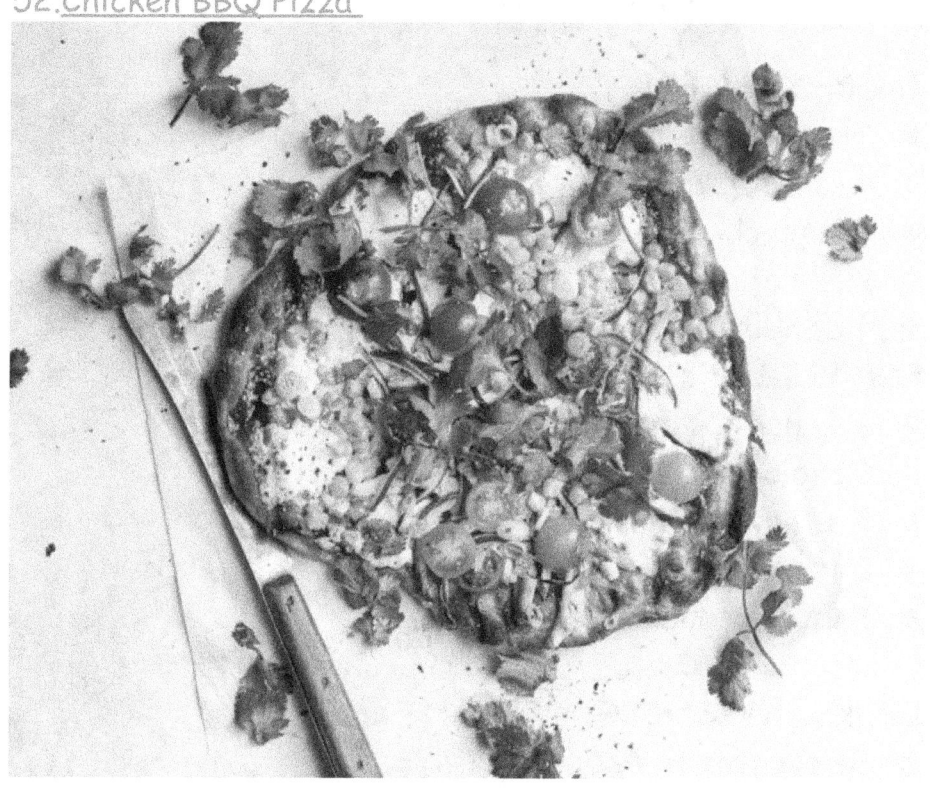

Total tid: 20 MIN| Servering: 4

INGREDIENSER:
- 1 kopp stekt kylling, strimlet
- 4 ss BBQ saus
- ½ kopp cheddarost
- 1 ss majones
- 4 ss helt naturlig tomatsaus

FOR PIZZASKORPE
- 6 ss parmesanost, revet
- 6 økologiske egg
- 3 ss psyllium husk pulver
- 2 ts italiensk krydder
- Salt og pepper etter smak

BRUKSANVISNING:
- Se ovenfor to 425 F.
- Ha alle ingrediensene til skorpen i en foodprosessor og kjør til du får en tykk deig.
- Form pizzadeigen og sett i ovnen for å steke i 10 minutter.
- Topp den kokte skorpen med tomatsaus etterfulgt av kylling, ost og en skvett BBQ-saus og majones på toppen.

ERNÆRING: Kalorier 357 | Totalt fett 24,5 g | Netto karbohydrater: 2,9 g | Protein 24,5 g)

53.Langsomt tilberedt kylling Masala

Total tid: 3 TIMER 10 MIN| Servering: 2

INGREDIENSER:
- 1 ½ lbs. utbenede kyllinglår, skåret i små biter
- 2 fedd hvitløk
- 1 ts ingefær, revet
- 1 ts løkpulver
- 3 ss masala
- 1 ts paprika
- 2 ts salt
- ½ kopp kokosmelk (delt i 2)
- 2 ss tomatpuré
- ½ kopp tomater i terninger
- 2 ss olivenolje
- ½ kopp tung krem
- 1 ts stevia
- Frisk koriander til pynt

BRUKSANVISNING:
- Legg kyllingen først i saktekokeren. Tilsett revet ingefær, hvitløk og resten av krydderne. Røre.
- Tilsett tomatpuré og tomater i terninger og rør igjen.
- Hell ½ av kokosmelken og bland og kok deretter på høy i 3 timer.
- Når du er ferdig tilberedt, tilsett den resterende kokosmelken, kremfløte, stevia og bland igjen.
- Serveres varm.

ERNÆRING: Kalorier 493 | Totalt fett 41,2g | Netto karbohydrater: 5,8 g | Protein 26g)

54. Bakt Smørt Kylling

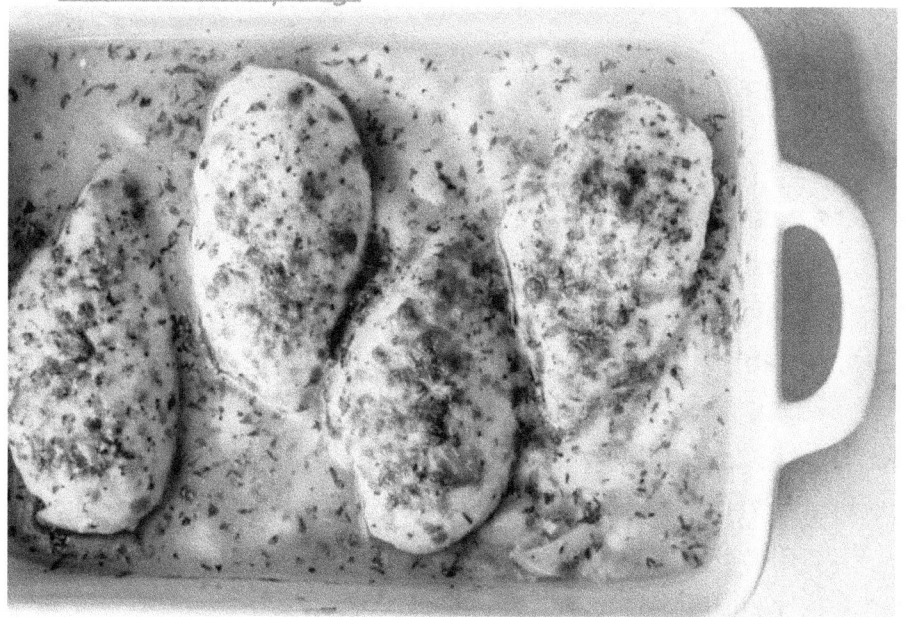

Total tid: 1 TIME 10 MIN| Servering: 2

INGREDIENSER:
- 4 stk kyllinglår
- ¼ kopp myknet organisk smør
- 1 ts rosmarin, tørket
- 1 ts basilikum, tørket
- ½ ts salt
- ½ ts pepper

BRUKSANVISNING:
- Se ovenfor to 350 F.
- Visp alle ingrediensene (unntatt kyllingen) i en bolle.
- Legg kyllinglårene på en bakeplate dekket med folie og pensle den sjenerøst med smørblandingen.
- Sett kyllingen i ovnen for å steke i en time.
- Serveres varm.

ERNÆRING: Kalorier 735 | Totalt fett 33,7 g | Netto karbohydrater: 0,8g | Protein 101,8 g)

55. Kylling parmesan

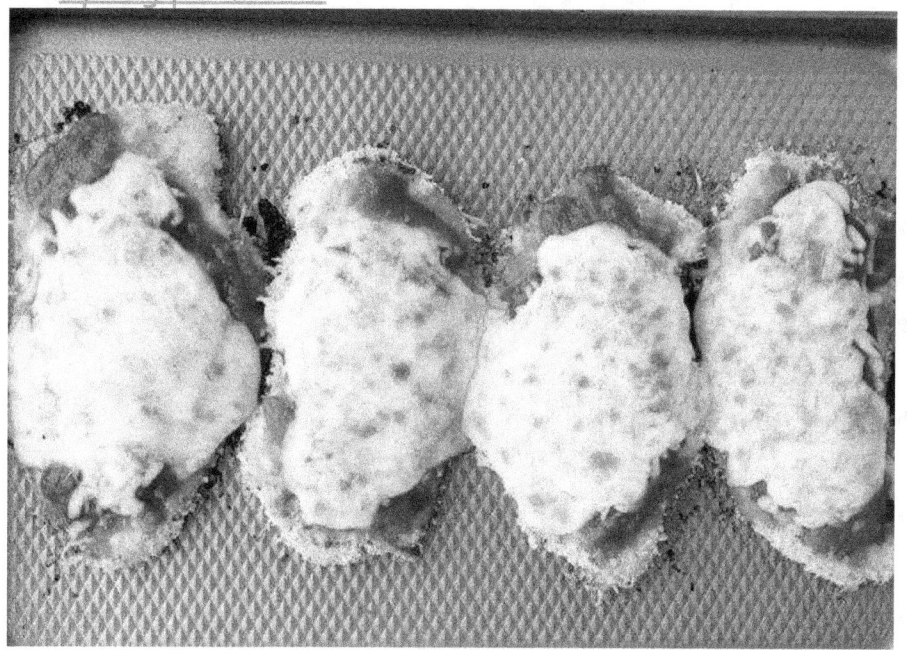

Total tid: 25 MIN| Servering: 4

INGREDIENSER:
FOR KYLLINGEN:
- 3 kyllingbryst
- 1 kopp mozzarellaost
- Salt
- Svart pepper

FOR BELEGNING:
- ¼ kopp linfrø måltid
- 1 ts oregano
- ½ ts sort pepper
- ½ ts hvitløkspulver
- 1 egg
- 2,5 oz svinekjøtt
- ½ kopp parmesanost
- ½ ts salt
- ¼ ts røde pepperflak
- 2 ts paprika
- 1 ½ ts kyllingbuljong

FOR SAUSEN:
- 1 kopp tomatsaus, lavkarbo
- 2 fedd hvitløk
- Salt
- ½ kopp olivenolje
- ½ ts oregano
- Svart pepper

BRUKSANVISNING:
- Tilsett linmel, krydder, svinekjøtt og parmesanost i en prosessor og mal til det er blandet.

- Bank kyllingbryst og visp egg med buljong i en beholder. Tilsett alle ingrediensene til sausen i en panne, rør og sett på lav varme for å koke.
- Dypp kyllingen i egg og dekk deretter med tørr blanding.
- Varm olje i en panne og stek kyllingen og ha den over i en ildfast form. Topp med saus og mozzarella og stek i 10 minutter.

ERNÆRING: Kalorier 646 | Totalt fett 46,8g | Netto karbohydrater: 4g | Protein 49,3 g | Fiber 2,8 g)

SJØMAT

56. Søt og sur snapper

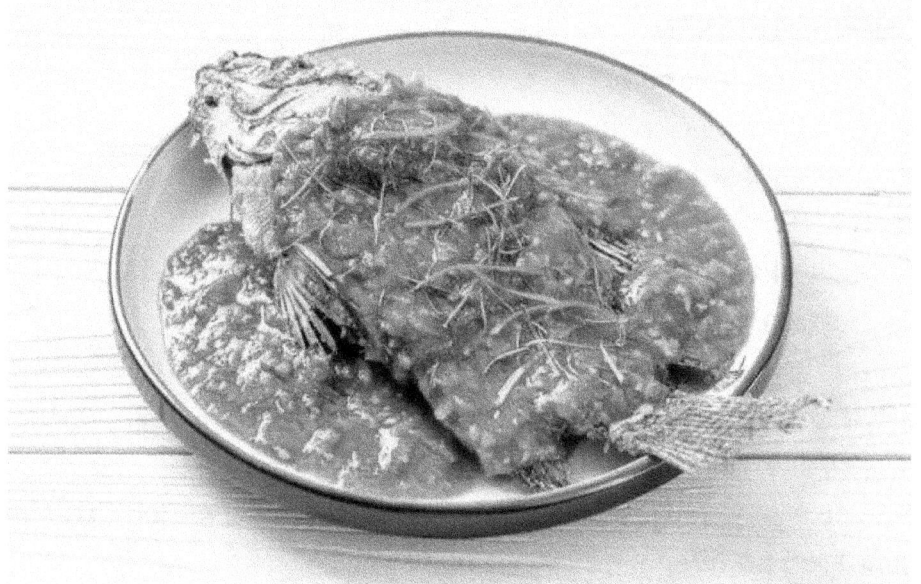

Total tid: 20 MIN| Servering: 2

INGREDIENSER:
- 4 fileter snapper
- ¼ kopp frisk koriander, hakket
- 4 ss limesaft
- 6 stk litchi, i skiver
- 2 ss olivenolje
- Salt og pepper etter smak

BRUKSANVISNING:
- Krydre filetene med salt og pepper.
- Varm olivenoljen i en panne på middels varme og stek i 4 minutter på hver side.
- Drypp limesaften på fisken; tilsett koriander og oppskåret litchi.
- Reduser varmen til lav og la koke i ytterligere 5 minutter.
- Ha over på et serveringsfat og nyt.

ERNÆRING: Kalorier 244 | Totalt fett 15,4g | Netto karbohydrater: 0,1g | Protein 27,9 g)

57. Kremet hyse

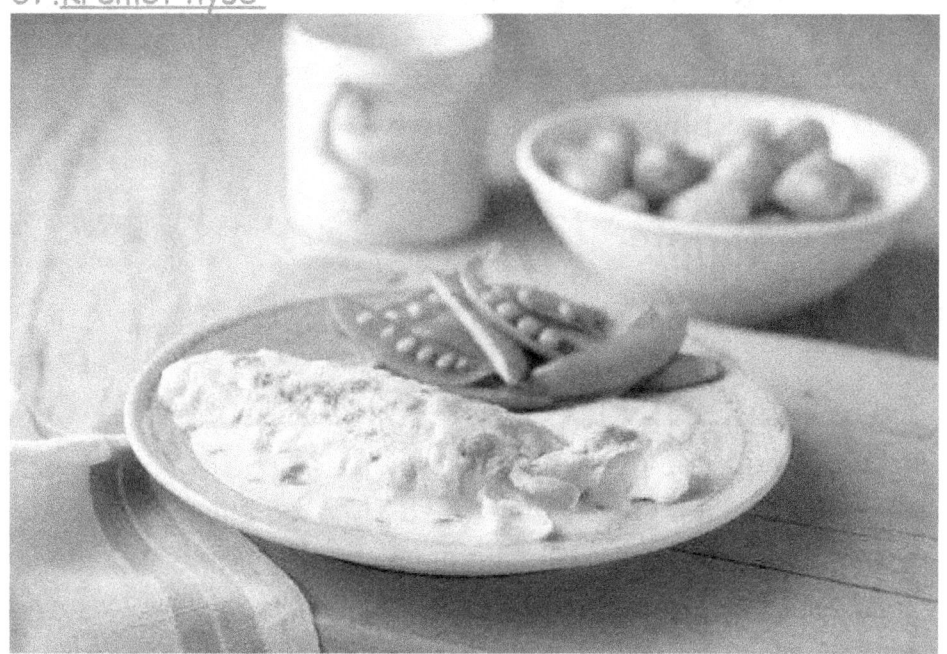

Total tid: 20 MIN| Servering: 2

INGREDIENSER:
- 5,3 oz røkt hyse
- 1/2 kokende vann
- 1 ss smør
- ¼ kopp krem
- 2 kopper spinat

BRUKSANVISNING:
- Varm en kjele over middels varme.
- Bland det kokende vannet med fløte og smør i en bolle.
- Ha hyse og saus i pannen og la det koke til vannet fordamper, og etterlater en kremet smørsaus.
- Server hyse, dekket med sausen på fersk eller visnet spinat.

ERNÆRING: Kalorier 281 | Totalt fett 10g | Netto karbohydrater: 15g | Protein 18g)

58.Pannestekt kulmule

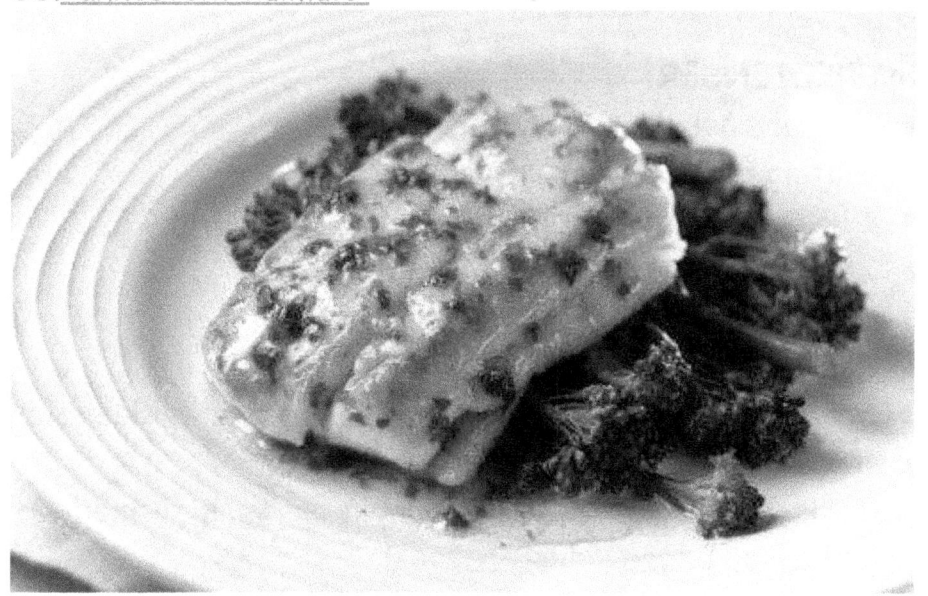

Total tid: 15 MIN| Server: 1

INGREDIENSER:
- 1 ss olivenolje
- Salt og pepper etter smak
- 1 hakk filet
- Friske sitronskiver

BRUKSANVISNING:
- Varm olivenolje i en stor stekepanne over middels høy varme.
- Tørk fisken med et kjøkkenpapir og smak til med salt og pepper på begge sider.
- Stek fisken i ca 4-5 minutter på hver side, avhengig av tykkelsen, eller til den har fått en gyllen skorpe og kjøttet flaker seg lett bort med en gaffel.

ERNÆRING: Kalorier 170 | Totalt fett 8g | Netto karbohydrater: 7g | Protein 18g)

59. Pesto og mandellaks

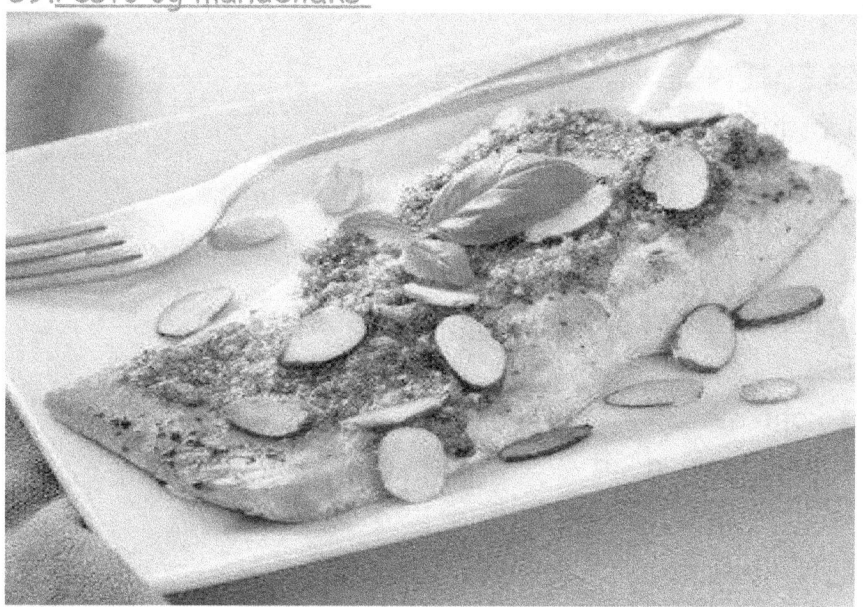

Total tid: 15 MIN| Servering: 2

INGREDIENSER:
- 1 fedd hvitløk
- ½ sitron
- ½ ts persille
- 2 ss smør
- Håndfull Frisée
- 1 ss olivenolje
- ¼ kopp mandler
- ½ ts Himalayasalt
- 12 oz. Laksefileter
- ½ sjalottløk

BRUKSANVISNING:
- Tilsett mandler, hvitløk og olivenolje i en prosessor og kjør til blandingen er deig. Tilsett persille, salt og skvis sitronsaft inn i blandingen og legg til side til nødvendig.
- Krydre laksen med pepper og salt.
- Varm olje i en stekepanne og legg skinnet av laks i kjelen og stek i 3 minutter på hver side.
- Tilsett smør i pannen og varm opp til den er smeltet; dekk fisken med smør og fjern fra varmen.
- Server laks med frisée og pesto.

ERNÆRING: Kalorier 610 | Totalt fett 47g | Netto karbohydrater: 6g | Protein 38g | Fiber: 1g)

60. Lime avokado laks

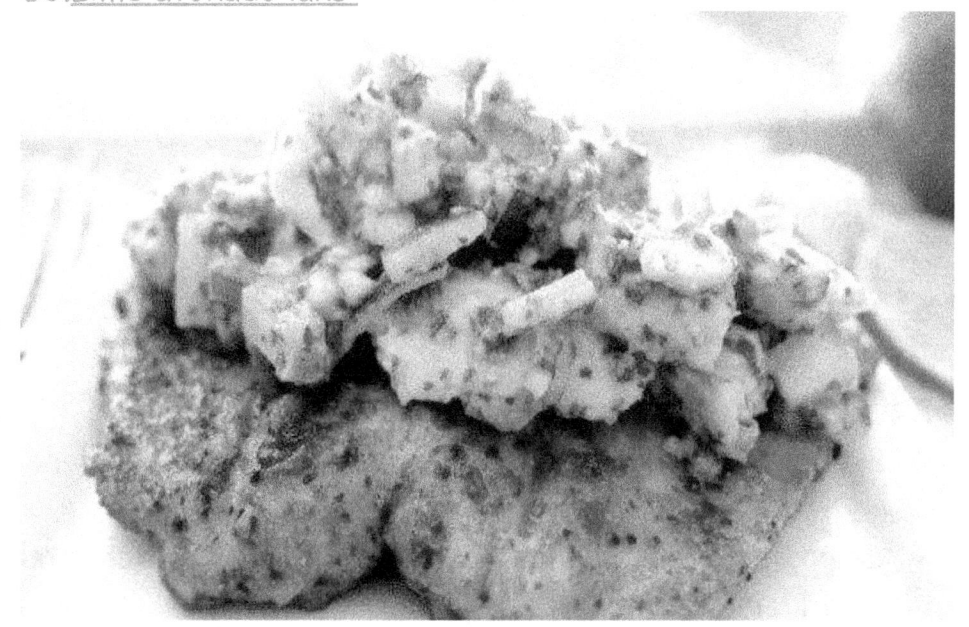

Total tid: 25 MIN| Servering: 2

INGREDIENSER:
- 1 avokado
- 2 ss rødløk (hakket)
- ½ kopp blomkål
- 12 oz. Laksefileter (2)
- ½ lime

BRUKSANVISNING:
- Ha blomkål i en prosessor og puls til konsistensen ligner på ris.
- Smør gryten med kokespray og tilsett ris i gryten, stek i 8 minutter med lokk på.
- Tilsett de resterende ingrediensene bortsett fra fisken i en foodprosessor og kjør til den er kremaktig og jevn.
- Varm opp ditt valg av olje i en annen panne og legg fileter med skinn ned i kjelen. Kok i 5 minutter og tilsett pepper og salt etter smak. Vend og kok i 5 minutter til.
- Server laks med blomkål og topp med avokadosaus.

ERNÆRING: Kalorier 420 | Totalt fett 27g | Netto karbohydrater: 5g | Protein 37 g | Fiber: 0,5 g)

61.Glasert sesam ingefær laks

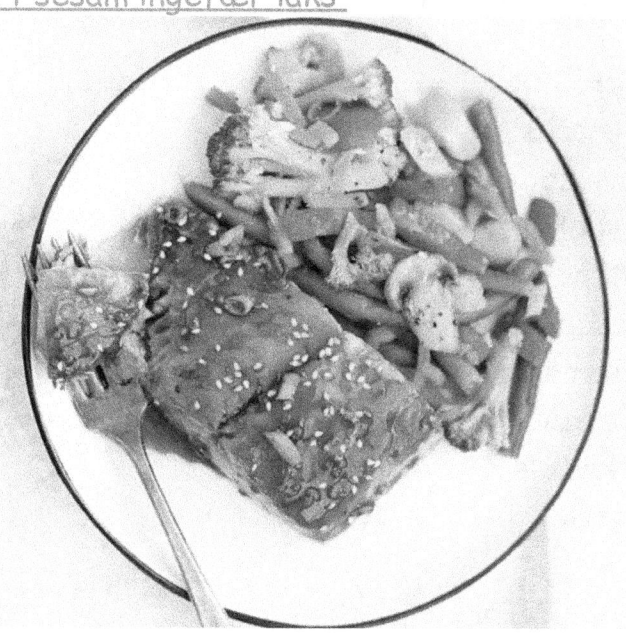

Total tid: 40 MIN| Servering: 2

INGREDIENSER:
- 2 ss soyasaus
- 1 ss risvineddik
- 2 ts hvitløk, revet
- 1 ss ketchup
- 10 oz laksefilet
- 2 ts sesamolje
- 1 ts ingefær, i terninger
- 1 ss fiskesaus
- 2 ss hvitvin

BRUKSANVISNING:
- Kombiner soyasaus, eddik, hvitløk, ingefær og fiskesaus i en bolle og tilsett laks. Mariner i 15 minutter.
- Varm sesamolje i en stekepanne til det ryker, og legg deretter fisk med skinn ned i pannen. Kok i 4 minutter og snu og stek i ytterligere 4 minutter eller til den er ferdig.
- Tilsett marinade i kjelen og kok i 4 minutter, ta ut av kjelen og sett til side.
- Tilsett hvit og ketchup i sausen og kok i 5 minutter til den er redusert.
- Server fisk med saus.

ERNÆRING: Kalorier 370 | Totalt fett 23,5g | Netto karbohydrater: 2,5 g | Protein 33g)

62.Smøraktige reker

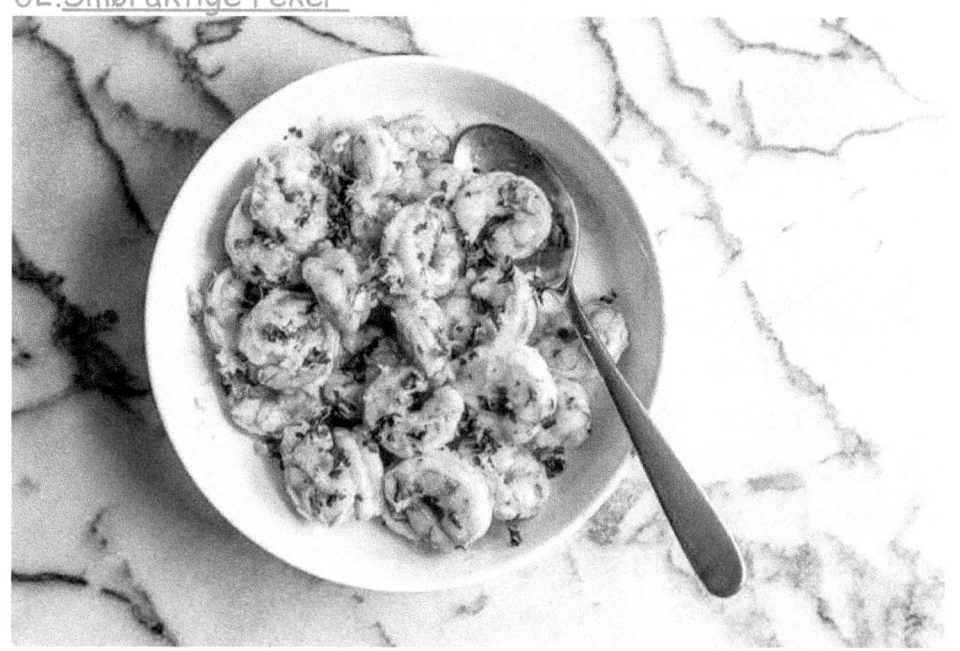

Total tid: 25 MIN| Servering: 3

INGREDIENSER:
FOR MØRTE REKER:
- 2 ss mandelmel
- ¼ ts karripulver
- 1 egg
- 3 ss kokosolje
- 0,5 oz Parmigiano-Reggiano
- ½ ts bakepulver
- 1 ss vann
- 12 mellomstore reker

TIL SMØRSAUSEN:
- ½ løk, hakket
- 2 thai chili, hakket
- ½ kopp tung krem
- Salt
- 2 ss smør, usaltet
- 1 fedd hvitløk, i terninger
- 2 ss karriblader
- 0,3 oz moden cheddar
- Svart pepper
- 1/8 ts sesamfrø

BRUKSANVISNING:
- Skrell og devein reker; tørk reker med et papirhåndkle.
- Kombiner alle de tørre ingrediensene til røren, tilsett deretter vann og egg og bland grundig for å kombinere.
- Varm kokosolje i en panne, dypp reker i røren og stek til de er gylne. Ta ut av kjelen og sett til side til avkjøling.

- Smelt smør i en annen gryte og fres løken til den er brun. Tilsett karriblader, chili og hvitløk og stek i 3 minutter eller til de er aromatiske.
- Senk varmen og tilsett fløte og cheddar, kok til sausen tykner. Tilsett reker og bland til belegg.
- Server toppet med sesamfrø.

ERNÆRING: Kalorier 570 | Totalt fett 56,2g | Netto karbohydrater: 18,4g | Protein 4,3g | Fiber 1,4 g)

63. Zero Belly Friendly Sushi

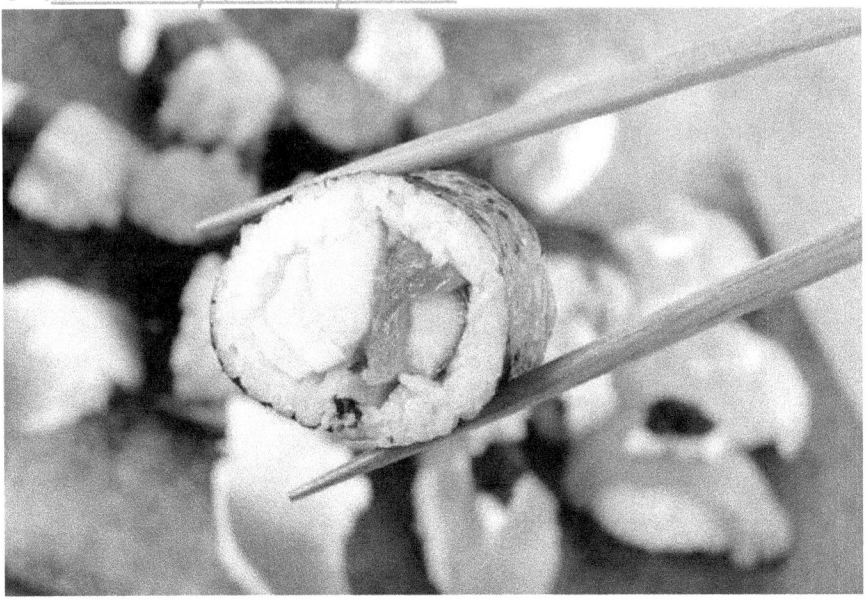

Total tid: 25 MIN| Servering: 3

INGREDIENSER:
- 16 oz blomkål
- 2 ss riseddik, ukrydret
- 5 ark Nori
- ½ avokado, i skiver
- 6 oz kremost, myknet
- 1 ss soyasaus
- Agurk
- 5 oz røkt laks

BRUKSANVISNING:
- Ha blomkål i en foodprosessor og kjør til en risaktig konsistens.
- Skjær av hver ende av agurken og skjær av hver side, kast midten og skjær sidene i strimler. Sett i kjøleskapet til det trengs.
- Varm opp en panne og tilsett blomkål og soyasaus. Kok i 5 minutter eller til de er gjennomstekt og litt tørket ut.
- Overfør blomkål til bollen sammen med eddik og ost, kombiner og sett i kjøleskapet til det er avkjølt. Skjær avokado i skiver og legg til side.
- Dekk bambusrullen med plastfolie dem legg ned et ark med nori, topp med kokt blomkål, laks, agurk og avokado. Rull og skjær.
- Tjene.

ERNÆRING: Kalorier 353 | Totalt fett 25,7g | Netto karbohydrater: 5,7 g | Protein 18,32g | Fiber: 8g)

64. Fylt avokado med tunfisk

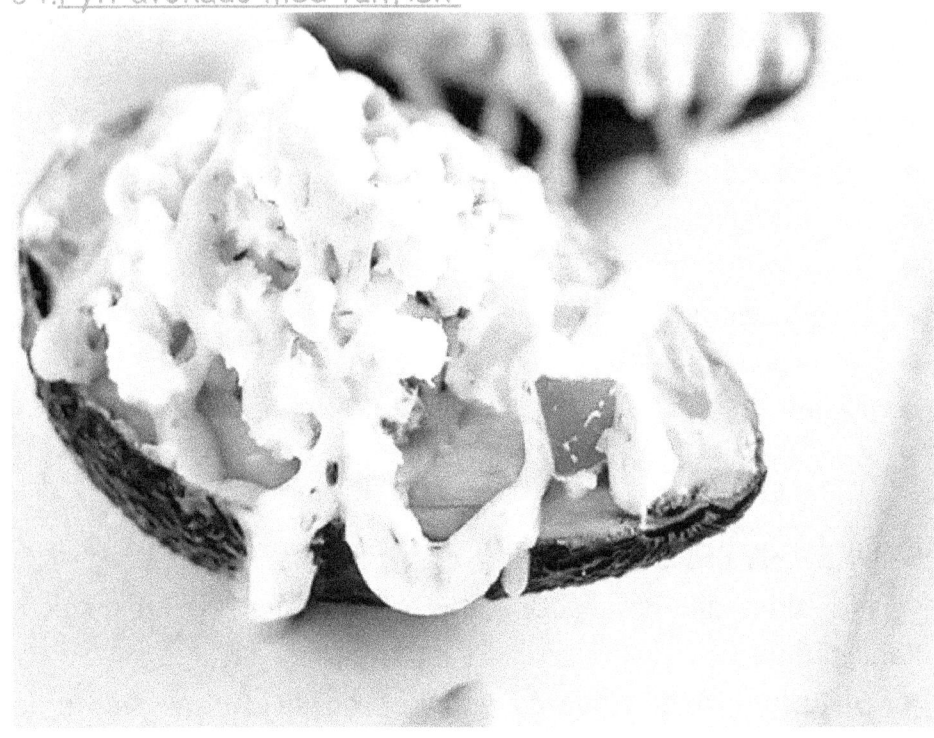

Total tid: 20 MIN| Servering: 4

INGREDIENSER:
- 2 modne avokadoer, halvert og uthulet
- 1 boks (15 oz.) fast hvit tunfisk pakket i vann, drenert
- 2 ss majones
- 3 grønne løk, i tynne skiver
- 1 ss kajennepepper
- 1 rød paprika, hakket
- 1 ss balsamicoeddik
- 1 klype hvitløk salt og sort pepper etter smak
-

BRUKSANVISNING:
- I en bolle blander du sammen tunfisk, majones, kajennepepper, grønn løk, rød pepper og balsamicoeddik.
- Smak til med pepper og salt, og pakk deretter avokadohalvdelene med tunfiskblandingen.
- Klar! Server og nyt!

ERNÆRING: Kalorier 233,3| Totalt fett 17,77g | Netto karbohydrater: 9,69 g | Protein 7,41g | Fiber: 6,98 g)

65. Urtebakte laksefileter

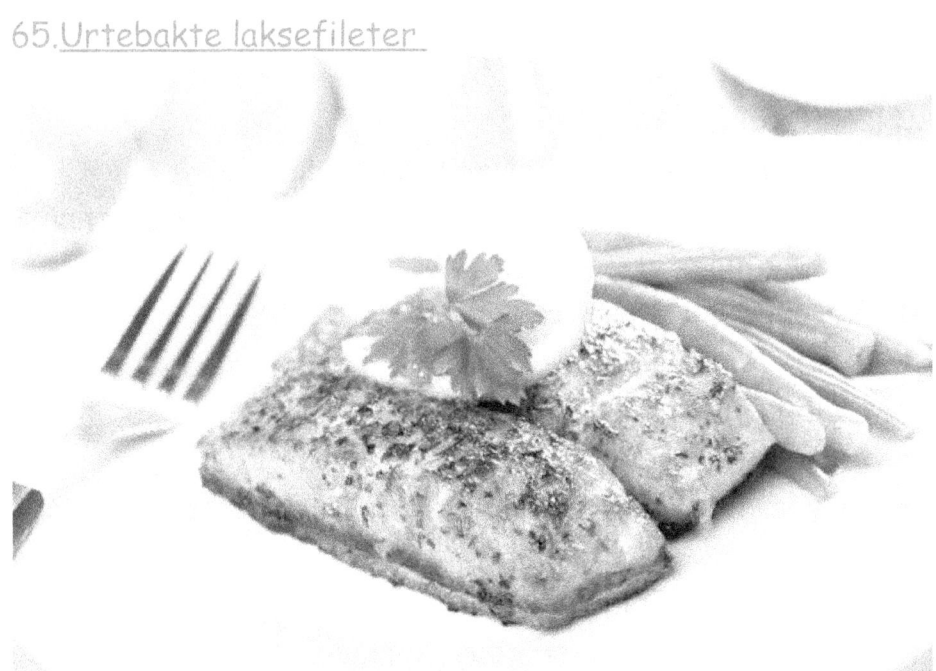

Total tid: 35 MIN| Server: 6

INGREDIENSER:
- 2 lbs. laksefileter
- 1/2 kopp hakket fersk sopp
- 1/2 kopp hakket grønn løk
- 4 oz. smør
- 4 ss kokosolje
- 1/2 kopp tamari soyasaus
- 1 ts finhakket hvitløk
- 1/4 ts timian
- 1/2 ts rosmarin
- 1/4 ts estragon
- 1/2 ts malt ingefær
- 1/2 ts basilikum
- 1 ts oreganoblader

BRUKSANVISNING:
- Forvarm ovnen til 350 grader F. Kle en stor stekepanne med folie.
- Skjær laksefilet i biter. Legg laksen i Ziploc-posen med tamarisaus, sesamolje og kryddersausblanding. Avkjøl laksen og marinér den i 4 timer.
- Legg laksen i en stekepanne og stek filetene i 10-15 minutter.
- Smelt smøret. Tilsett hakket fersk sopp og grønn løk og bland. Ta laksen ut av ovnen, og hell smørblandingen over laksefiletene, pass på at hver filet blir dekket.
- Stek i ca 10 minutter til. Server umiddelbart.

ERNÆRING: Kalorier 449 | Totalt fett 34g | Netto karbohydrater: 2,7 g | Protein 33g | Fiber 0,7 g)

66. Laks med valnøttskorpe

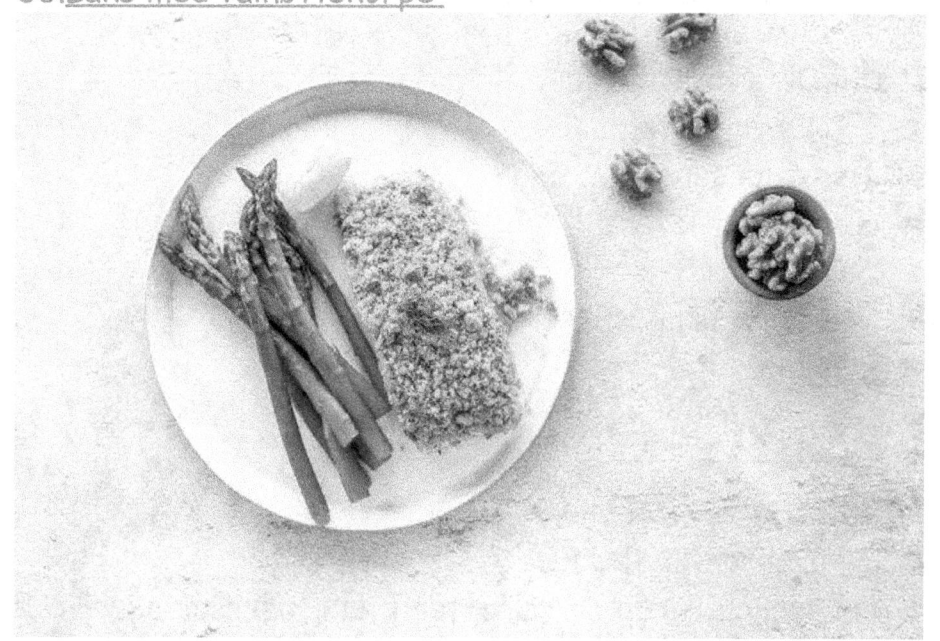

Total tid: 20 MIN| Servering: 2

INGREDIENSER:
- ½ kopp valnøtter
- ½ ss dijonsennep
- 6 oz laksefileter
- Salt
- 2 ss lønnesirup, sukkerfri
- ¼ ts dill
- 1 ss olivenolje

BRUKSANVISNING:
- Se ovenfor to 350 F.
- Ha sennep, sirup og valnøtter i en prosessor og kjør til blandingen er deig.
- Varm olje i en kjele og legg skinnsiden ned i pannen og stek i 3 minutter.
- Topp den med valnøttblanding og legg i en ildfast form.
- Stek i 8 minutter.
- Tjene.

ERNÆRING: Kalorier 373 | Totalt fett 43g | Netto karbohydrater: 3g | Protein 20g | Fiber 1g)

67. Bakt glasert laks

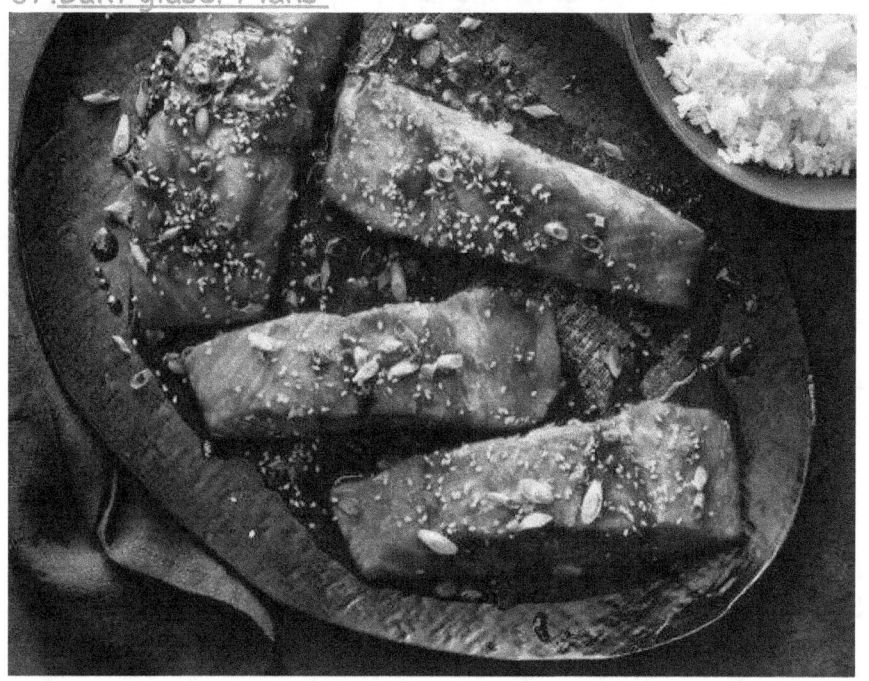

Total tid: 30 MIN| Servering: 2

INGREDIENSER:
- 2 stk laksefileter
- For glasuren:
- 1 ss søt sennep
- 1 ss dijonsennep
- 1 ss sitronsaft
- ½ ts chiliflak
- 1 ts salvie
- Salt to nøkler
- 1 ss olivenolje

BRUKSANVISNING:
- Sett ovnen på 350 F.
- I en bolle visp alle ingrediensene til glasuren.
- Legg laksefiletene på en stekeplate kledd med bakepapir og pensle laksefiletene med glasuren.
- Sett i ovnen for å steke i 20 minutter. Serveres varm.

ERNÆRING: Kalorier 379 | Totalt fett 24,9g | Netto karbohydrater: 4,3g | Protein 35,5 g)

68. Lakseburgere

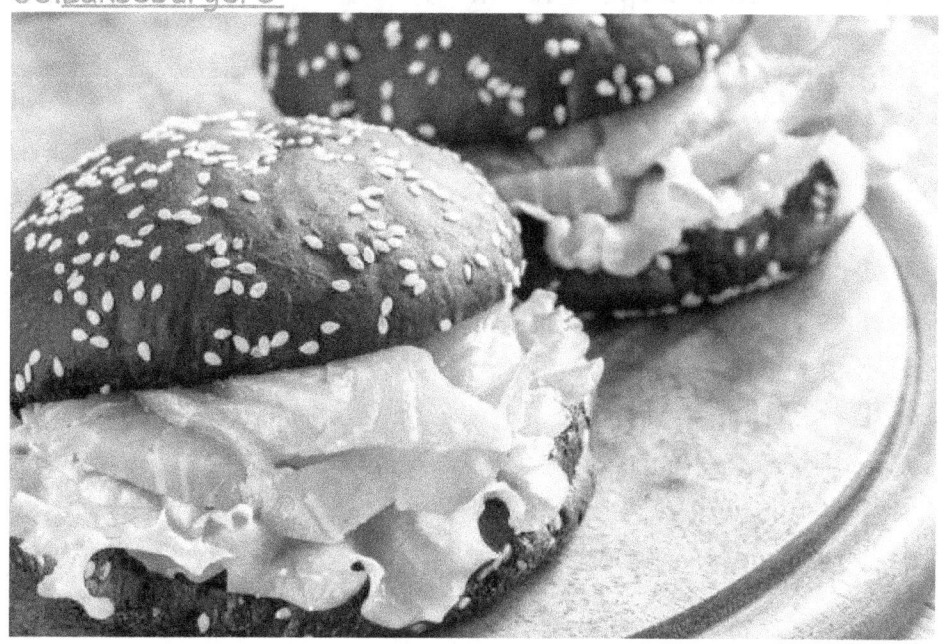

Total tid: 20 MIN| Servering: 4

INGREDIENSER:
- 1 14.oz kan koke lakseflak i vann
- 2 økologiske egg
- 1 kopp glutenfrie brødsmuler
- 1 liten løk, hakket
- 1 ss frisk persille, hakket
- 3 ss majones
- 2 ts sitronsaft
- Salt to nøkler
- 1 ss olivenolje
- 1 ss ghee

BRUKSANVISNING:
- Knekk eggene i en bolle og bruk en stavmikser til å visp til de blir luftige.
- Tilsett brødsmulene i bollen med egget og bland godt.
- Tilsett løk, persille og majones og bland igjen.
- Tilsett lakseflakene, og hell over sitronsaft og olivenolje. Smak til med salt og rør igjen.
- Del blandingen i 4 deler og lag så karbonader med hendene.
- Varm opp ghee i en støpejernsgryte over middels høy ild og stek patties til de er gyldenbrune.
- Server med en salat ved siden av.

ERNÆRING: Kalorier 281 | Totalt fett 25,2g | Netto karbohydrater: 9,1g | Protein 6,2g | Fiber 0,8 g)

SUPPER OG STEYER

69.Rosemary hvitløk biff lapskaus

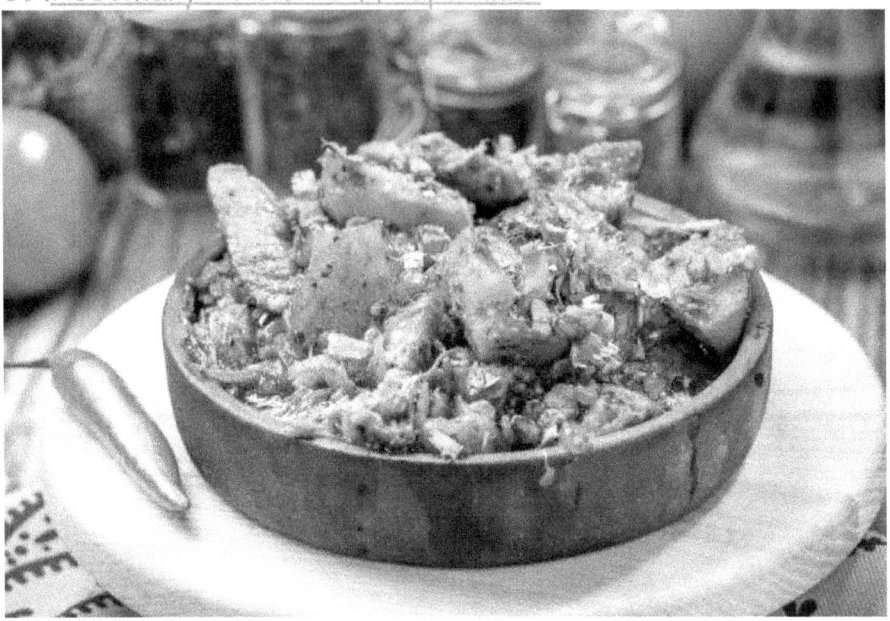

Total tid: 4 TIMER 20 MIN| Serverer: 8)

INGREDIENSER:
- 4 mellomstore gulrøtter, i skiver
- 4 stenger selleri, i skiver
- 1 middels løk, i terninger
- 2 ss olivenolje
- 4 fedd hvitløk, finhakket
- 1,5 lbs storfekjøtt (shin eller chuck)
- Salt og pepper
- ¼ kopp mandelmel
- 2 kopper oksekraft
- 2 ss dijonsennep
- 1 ss Worcestershiresaus
- 1 ss soyasaus
- 1 ss xylitol
- ½ ss tørket rosmarin
- ½ ts timian

BRUKSANVISNING:
- Tilsett løk, gulrøtter og selleri i en langsom komfyr.
- Tilsett stuvekjøtt i en stor bolle og smak til med pepper og salt.
- Tilsett mandelmel og bland kjøttet til det er godt dekket.
- Stek hvitløken i den varme oljen i ca ett minutt.
- Tilsett det krydrede kjøttet og alt melet fra bunnen av bollen til pannen.
- Stek kjøttet uten å røre i noen minutter slik at det får brunt på den ene siden.
- Vend og gjenta til alle sidene av biffen er brunet.

- Legg det brunede oksekjøttet i saktekokeren og rør for å kombinere med grønnsakene.
- Tilsett oksekraft, dijonsennep, worcestershiresaus, soyasaus, xylitol, timian og rosmarin i gryten.
- Rør for å kombinere alle ingrediensene og løs opp de brunede bitene fra bunnen av gryten.
- Når alt er oppløst, hell sausen over ingrediensene i saktekokeren.
- Dekk saktekokeren med lokk og kok på høy i fire timer.
- Etter koking tar du av lokket og rører lapskausen godt og bruk en gaffel strimle biffen i biter.

ERNÆRING: Kalorier 275 | Totalt fett 10g | Netto karbohydrater: 24g | Protein 22g)

70. Bouillabaisse fiskegryte

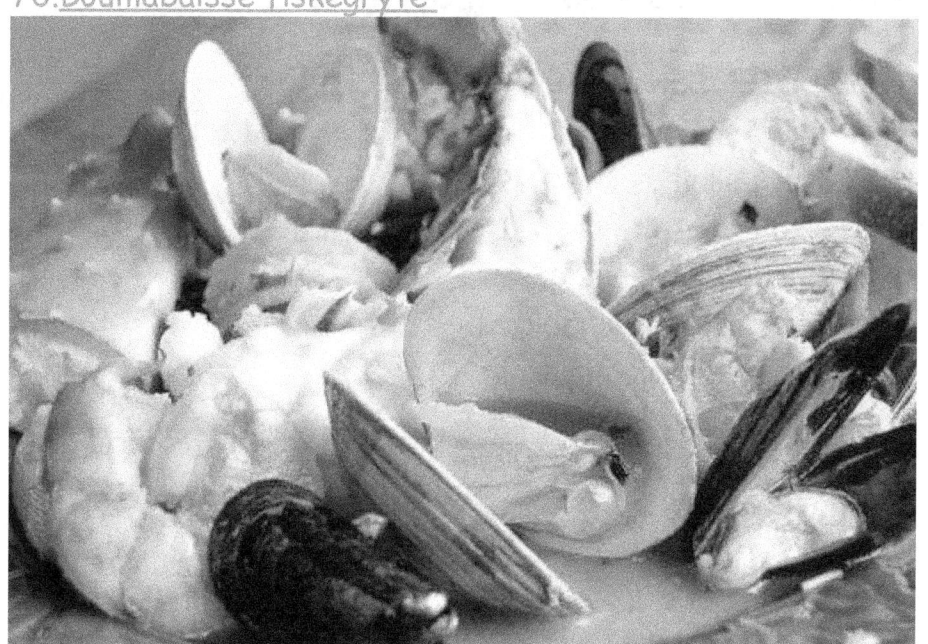

Total tid: 6 TIMER 55 MIN| Server: 6

INGREDIENSER:
- 1 kopp tørr hvitvin
- saft og skall av 1 appelsin
- 2 ss olivenolje
- 1 stor løk, i terninger
- 2 fedd hvitløk, finhakket
- 1 ts tørket basilikum
- 1/2 ts tørket timian
- 1/2 ts salt
- 1/4 ts malt svart pepper
- 4 kopper fiskekraft; kyllingkraft kan også brukes
- 1 boks tomater i terninger, avrent
- 1 laurbærblad
- 0,9 lb beinfri, skinnfri hvit fiskefilet (eks. torsk)
- 0,9 lb reker skrelt og deveined
- 0,9 lb blåskjell i skallet
- Saft av 1/2 sitron
- 1/4 kopp fersk italiensk (flatblad) persille

BRUKSANVISNING:
- Varm oljen i en stor panne.
- Tilsett løken og stek alle grønnsakene til de er nesten møre.
- Tilsett hvitløk, basilikum, timian, salt og pepper.
- Hell vinen og kok opp. Tilsett fiskekraft, appelsinskall, tomater og laurbærblad og rør for å kombinere.
- Hell alt i en langsom komfyr, dekk til komfyren og kok på lavt i 4 til 6 timer.

- Omtrent 30 minutter før servering, skru komfyren på høy. Kast fisken og rekene med sitronsaften.
- Rør inn buljongen i komfyren, dekk til og kok til fisken er kokt i ca. 20 minutter.
- Tilsett blåskjell helt til slutt og la det dampe i 20 minutter med lokket på.

ERNÆRING: Kalorier 310 | Totalt fett 30g | Netto karbohydrater: 4g | Protein 3g)

71. Biff- og brokkoligryte

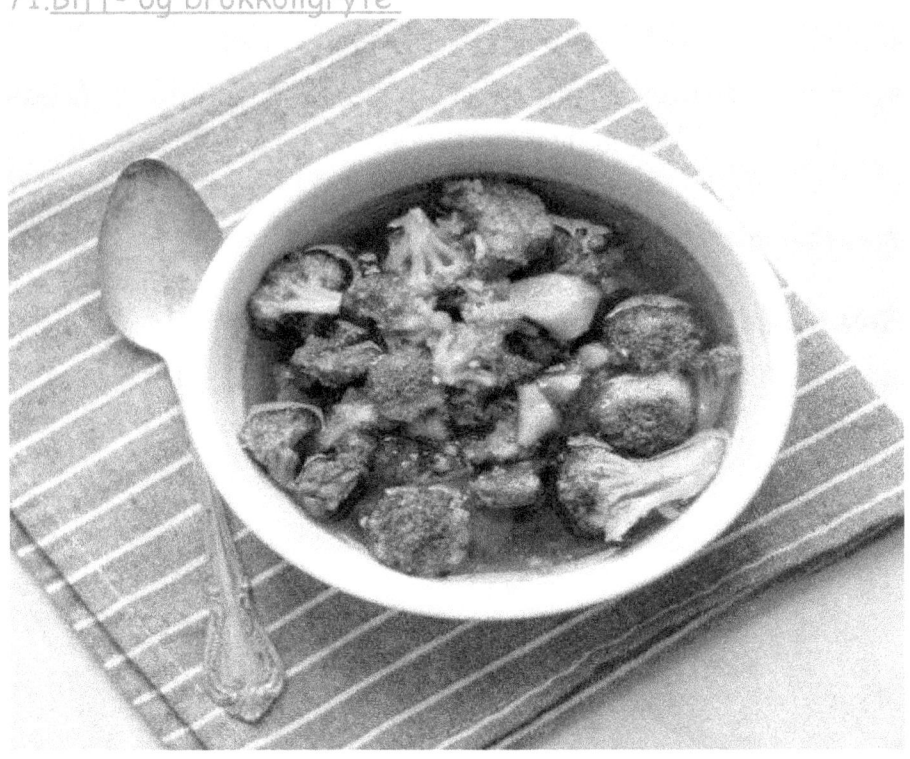

Total tid: 2 TIMER 20 MIN| Serverer: 8)

INGREDIENSER:
- 1 kopp storfekraft
- 1/4 kopp soyasaus
- 1/4 kopp østerssaus
- 1/4 kopp xylitol
- 1 ss sesamolje
- 3 fedd hvitløk, finhakket
- 2,2 lbs beinfri biff chuck stek og tynne skiver
- 2 ss mandelmel eller psylliumskall
- 2 brokkolihoder, kuttet i buketter

BRUKSANVISNING:
- I en middels bolle, visp sammen kjøttkraft, soyasaus, østerssaus, sukker, sesamolje og hvitløk.
- Legg biff i en langsom komfyr. Tilsett sausblandingen og bland forsiktig for å kombinere. Dekk til og kok på lav varme i 90 minutter.
- I en liten bolle, visp sammen 1/4 kopp vann og mandelmel.
- Rør inn mandelmelblanding og brokkoli i saktekokeren.
- Dekk til og kok på høy varme i ytterligere 30 minutter.

ERNÆRING: Kalorier 370 | Totalt fett 18g | Netto karbohydrater: 4g | Protein 47g)

72. Blåskjellstuing

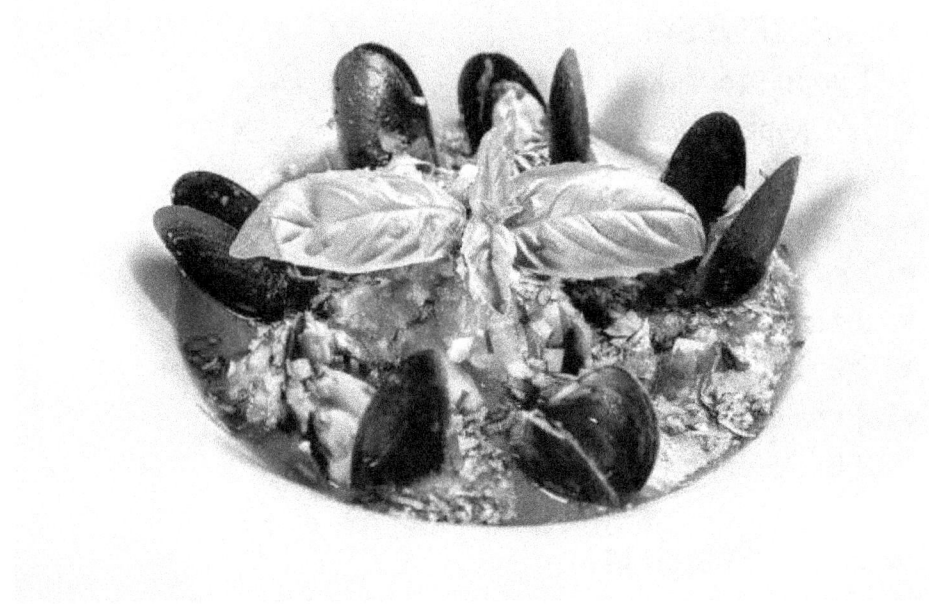

Total tid: 5 TIMER 45 MIN| Serverer: 8)

INGREDIENSER:
- 2,2 lbs ferske eller frosne, rensede blåskjell
- 3 ss olivenolje
- 4 fedd hvitløk, finhakket
- 1 stor løk, finhakket
- 1 punnet sopp, i terninger
- 2 bokser hakkede tomater
- 2 ss oregano
- ½ ss basilikum
- ½ ts sort pepper
- 1 ts paprika
- Dash røde chiliflak
- 3/4 kopp vann

BRUKSANVISNING:
- Stek løk, hvitløk, sjalottløk og sopp, skrap hele innholdet i pannen ned i crockpoten din.
- Tilsett alle de resterende ingrediensene i saktekokeren unntatt blåskjellene. Kok på lav i 4-5 timer, eller på høy i 2-3 timer. Du lager mat til soppen er mør og til smakene smelter sammen.
- Når soppen er kokt og sausen er ferdig, skru opp crockpotten til høy. Tilsett rensede blåskjell i kjelen og fest lokket godt. Kok i 30 minutter til.
- Hell blåskjellene i boller med rikelig med buljong. Hvis noen blåskjell ikke åpnet seg under tilberedningen, kast dem også

ERNÆRING: Kalorier 228 | Totalt fett 9g | Netto karbohydrater: 32g | Protein 4g)

73. Kremet gryterett med kylling og gresskar

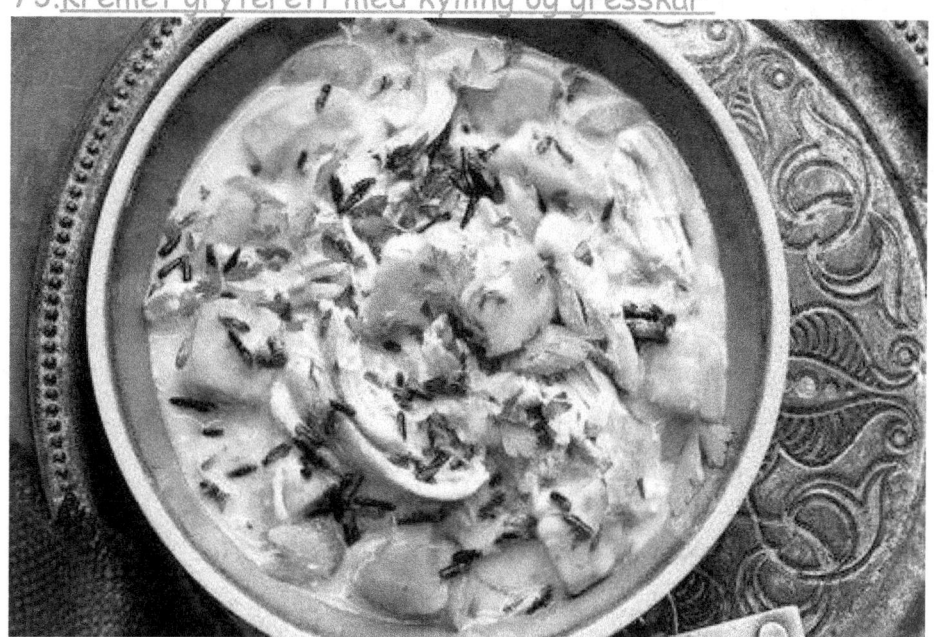

Total tid: 5 HR| Server: 6

INGREDIENSER:
- 1,3 lb kylling uten bein kyllingbryst
- 1 1/4 kopper kyllingkraft
- 1 boks inndampet melk (fullkrem)
- 1/3 kopp rømme eller crème fraiche
- 1 ss finhakket hvitløk
- ½ kopp revet moden cheddarost
- Fersk eller frossen finhakket gresskar
- Salt og pepper etter smak

BRUKSANVISNING:
- Kombiner alle ingrediensene i en crockpot.
- Dekk til og skru crock pot på lavt nivå. Stek i 4,5 timer på lavt nivå eller til både kylling og gresskar er kokt og myk.
- Rør saus i crock pot før servering.

ERNÆRING: Kalorier 321 | Totalt fett 12g | Netto karbohydrater: 17g | Protein 35 g)

74.Søtpotetstuing

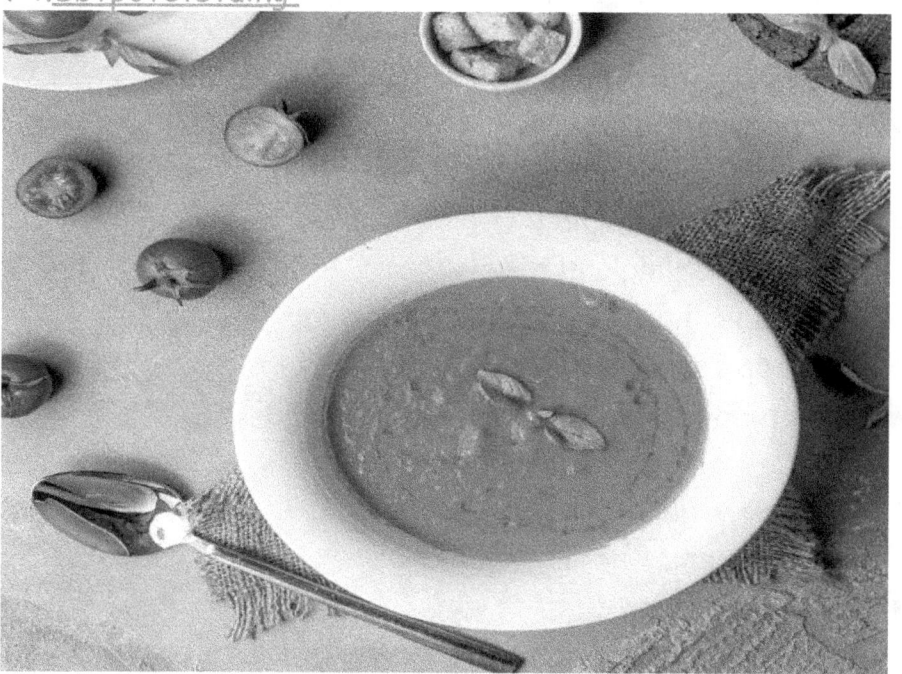

Total tid: 6 TIMER 20 MIN| Server: 6

INGREDIENSER:
- 2 kopper søtpotet i terninger
- 4 utbenede kyllingbryst
- 4 utbenede kyllinglår
- 2 kopper kyllingkraft
- 1 ½ kopper hakket grønn søt paprika
- 1 ¼ kopp friske tomater i terninger
- ¾ kopp boks tomater, løk og chili blanding
- 1 ss Cajun eller karrikrydder
- 2 fedd hvitløk, finhakket
- ¼ kopp kremet nøtt
- Frisk koriander
- Hakkede ristede nøtter

BRUKSANVISNING:
- I en langsom komfyr blandes søtpoteter, kylling, buljong, paprika, tomater i terninger, tomater og grønn chili, Cajun-krydder og hvitløk.
- Dekk til og stek på lav varme i 10 til 12 timer eller på høy varme i 5 til 6 timer.
- Fjern 1 kopp varm væske fra komfyren. Pisk væsken med nøttesmør i en bolle. Tilsett blandingen i komfyren.
- Server toppet med koriander og, om ønskelig, peanøtter.

ERNÆRING: Kalorier 399 | Totalt fett 21g | Netto karbohydrater: 13,5 g | Protein 37 g)

75. Beef Shin Stew

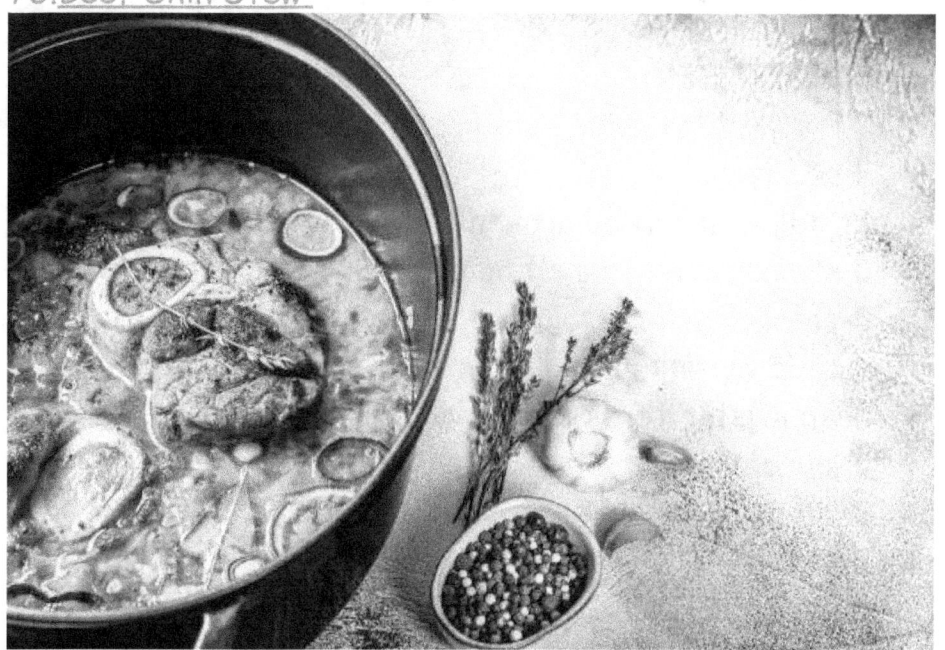

Total tid: 3 TIMER 25 MIN| Serverer: 8)

INGREDIENSER:
- 2 lbs. kvalitets shin av biff, terninger
- 4 ss olivenolje
- 2 rødløk, skrelt og grovhakket
- 3 stk gulrøtter, skrelt og grovhakket
- 3 stenger selleri, trimmet og grovhakket
- 4 fedd hvitløk, uskrellet
- noen kvister fersk rosmarin
- 2 laurbærblader
- 2 kopper sopp
- 2 kopper babymarv
- Salt og pepper etter smak
- 1 ss psylliumskall
- 2 bokser tomater
- ⅔ Flaske rødvin

BRUKSANVISNING:
- Forvarm ovnen til 360 F.
- Varm olivenolje i en tykkbunnet ovnssikker kjele og fres løk, gulrøtter, selleri, hvitløk, urter og sopp i 5 minutter til de er mykne litt.
- I mellomtiden ruller du biffen i psylliumskall.
- Tilsett deretter kjøttet i gryten og rør til alle ingrediensene er blandet.
- Tilsett tomater, vin og en klype salt og pepper og kok forsiktig opp.
- Når det koker, slå av varmen og dekk kasserollen med dobbel tykk stanniol og lokket.

- Sett gryten i ovnen for å koke og utvikle smak i 3 timer eller til biffen kan trekkes fra hverandre med en skje.
- Smak til og tilsett mer salt om nødvendig.
- Server og nyt.

ERNÆRING: Kalorier 315 | Totalt fett 7g | Netto karbohydrater: 7g | Protein 20g)

76. Tunfiskgryte

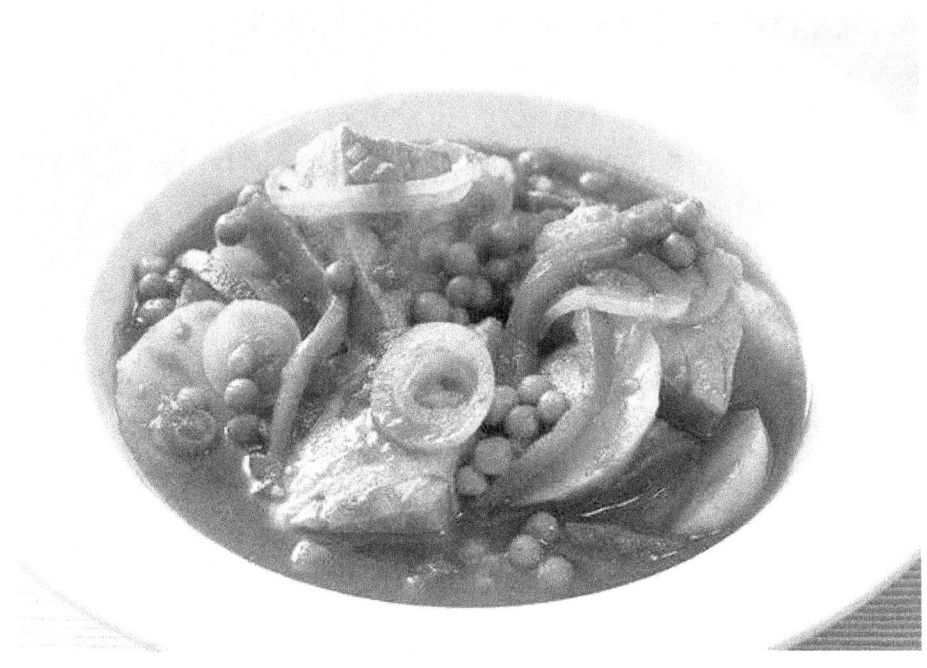

Total tid: 25 MIN| Servering: 2

INGREDIENSER:
- 1 boks tunfisk i vann, avrent
- 1 ss smør
- ¼ liten løk, finhakket
- 1 fedd hvitløk, finhakket
- 1 ts fersk ingefær, revet
- ½ boks tomater, finhakket
- 1 kopp spinat, finhakket
- 1 liten gulrot, revet
- 1 ts karri 1 ts gurkemeie
- ½ ts kajennepepper (valgfritt)
- Salt og pepper etter smak

BRUKSANVISNING:
- Fres løk, hvitløk og ingefær i smør.
- Tilsett tomater når løken er myk.
- Biter og nok vann til å lage en lapskaus til spinat, gulrot og tunfisk. Kok på lav varme i ca 15 minutter.
- Ikke overkok spinaten.
- Damp 2 kopper blomkål, mos og tilsett 1 ss smør. Server lapskaus på toppen av caulimashen.

ERNÆRING: Kalorier 253 | Totalt fett 5g | Netto karbohydrater: 7g | Protein 25g | Fiber: 2g)

77. Blomkål og ostesuppe

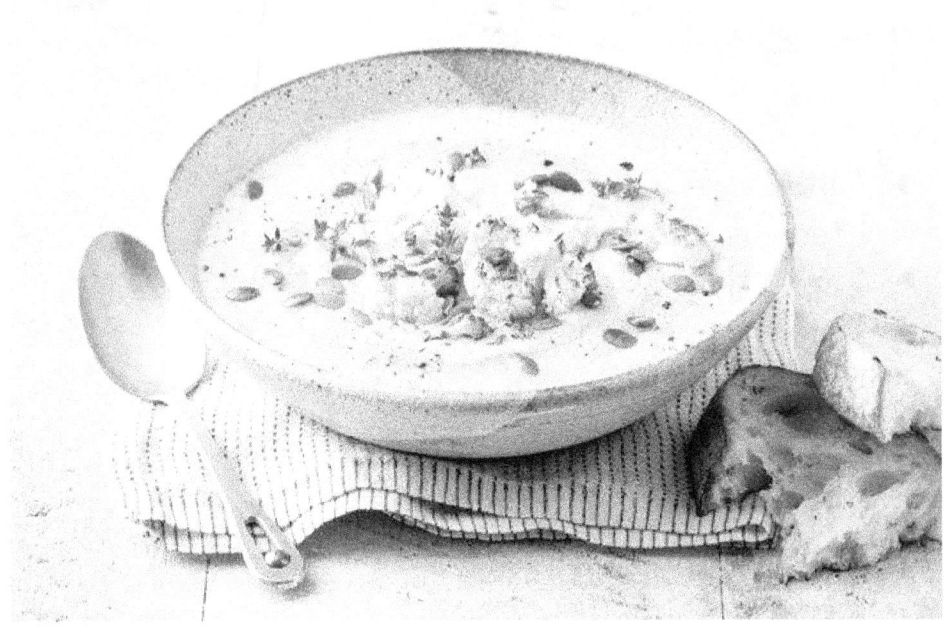

Total tid: 30 MIN| Servering: 4

INGREDIENSER:
- 4 kopper blomkålbuketter, hakket
- 4 baconstrimler
- 1 ss økologisk smør
- 2 fedd hvitløk, finhakket
- 1 løk, finhakket
- ¼ kopp mandelmel
- 4 kopper lavnatrium kyllingbuljong
- ½ kopp melk
- ¼ kopp lett krem
- 1 kopp cheddar, strimlet
- Salt og pepper etter smak

BRUKSANVISNING:
- Stek baconet i en stor gryte. Ta ut av gryten når den er kokt og sett til side.
- Bruk samme gryte, sett varmen på middels og sleng i løken. Stek i 3 minutter og tilsett deretter hvitløk og blomkålbuketter og stek i ytterligere 5 minutter.
- Tilsett melet i kjelen og visp kontinuerlig i et minutt.
- Hell kyllingbuljongen, melken og lettrømmen og rør i 3 minutter.
- La det småkoke i 15 minutter og slå deretter av varmen.
- Tilsett cheddarosten i kjelen, smak til med salt og pepper og rør igjen.
- Server med hakket bacon på toppen.

ERNÆRING: Kalorier 268 | Totalt fett 15,9 g | Netto karbohydrater: 11,9 g | Protein 19,5g | Fiber: 3,1 g)

78. Kylling Bacon Chowder

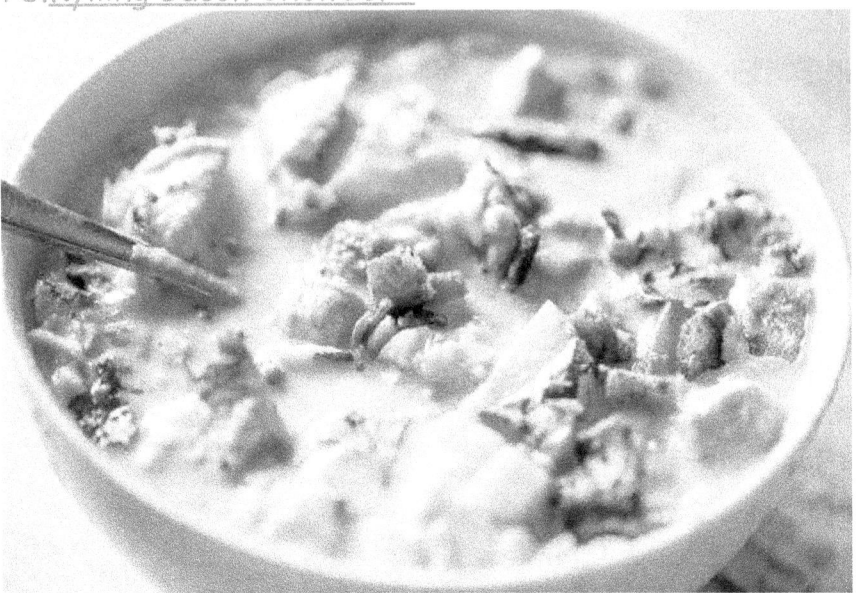

Total tid: 8 HR s10 MIN| Servering: 5

INGREDIENSER:
- 4 fedd hvitløk – finhakket
- 1 purre – renset, trimmet og skjært i skiver
- 2 ripsselleri - i terninger
- 1 punnet button sopp – i skiver
- 2 mellomstore søte løk - i tynne skiver
- 4 ss smør
- 2 kopper kyllingkraft
- 6 beinfrie, skinnfrie kyllingbryst, sommerfuglede
- 8 oz. kremost
- 1 kopp tung krem
- 1 pakke stripete bacon – stekt sprøtt og smuldret
- 1 ts salt
- 1 ts pepper
- 1 ts hvitløkspulver
- 1 ts timian

BRUKSANVISNING:
- Velg lav innstilling på saktekokeren.
- Ha 1 kopp kyllingkraft, løk, hvitløk, sopp, purre, selleri, 2 ss smør og salt og pepper i saktekokeren.
- Sett på lokket og kok ingrediensene på lavt nivå i 1 time.
- Brun kyllingbryst i en panne med 2 ss smør.
- Tilsett den resterende 1 koppen kyllingkraft.
- Skrap bunnen av pannen for å fjerne eventuell kylling som kan ha festet seg til bunnen.
- Fjern fra pannen og sett til side, hell fettet fra pannen over kyllingen.

- Tilsett timian, tykk fløte, hvitløkspulver og kremost i saktekokeren.
- Rør innholdet i slow cookeren til ostekremen har smeltet inn i retten.
- Skjær kyllingen i terninger. Tilsett bacon og kyllingterninger i saktekokeren. Rør ingrediensene og kok på lavt nivå i 6-8 timer.

ERNÆRING: Kalorier 355 | Totalt fett 21g | Netto karbohydrater: 6,4g | Protein 28g)

DESSERTER

79. Morgen Zephyr kake

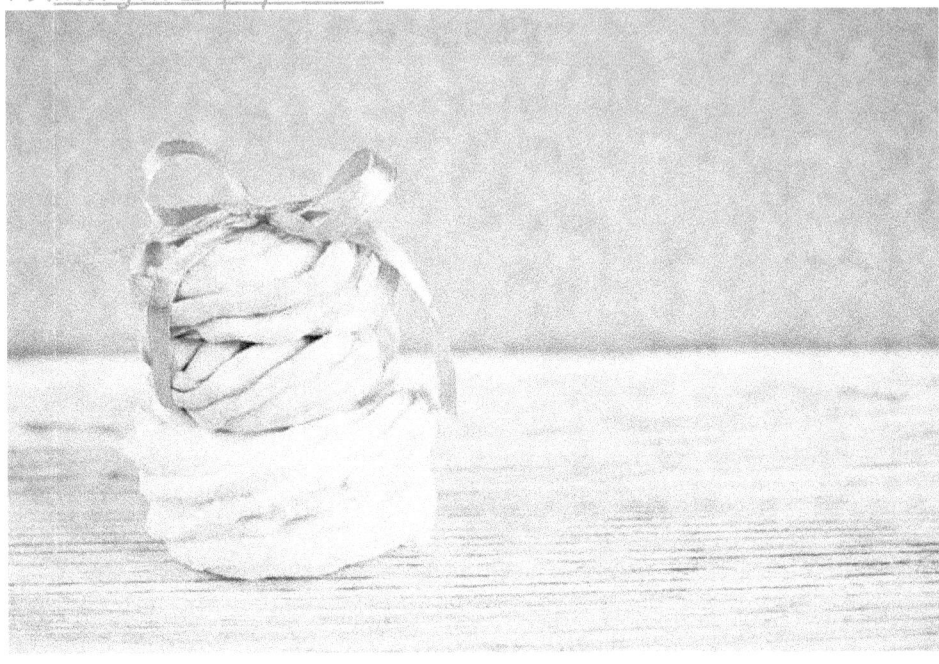

Total tid: 40 MIN| Serverer: 8)

INGREDIENSER:
- 3 ss kokosolje
- 2 ss malte linfrø
- 8 ss mandler, malt
- 1 kopp gresk yoghurt
- 1 ss kakaopulver til støvtørking
- 1 kopp kraftig kremfløte
- 1 ts bakepulver
- 1 ts natron
- 1 ts ren vaniljeessens
- 1 klype rosa salt
- 1 kopp Stevia eller Erythritol søtningsmiddel

BRUKSANVISNING:
- Forvarm ovnen til 350 F grader.
- Tilsett først malte mandler, malte linfrø og bakepulver og brus i blenderen. Bland i et minutt.
- Tilsett salt, kokosolje og bland litt til. Tilsett søtningsmiddel og bland i 2-3 minutter.
- Tilsett den greske yoghurten og kjør i et minutt eller så til en fin konsistens er nådd.
- Ta ut røren i en bolle og tilsett vaniljeessens, og bland med lett hånd.
- Smør bakebollen og slipp røren i den.
- Stek i 30 minutter. La avkjøles på rist. Tjene.

ERNÆRING: Kalorier 199,84 | Totalt fett 20,69g | Netto karbohydrater: 3,22 g | Protein 2,56g | Fiber 1,17 g)

80. Peanøttsmørboller

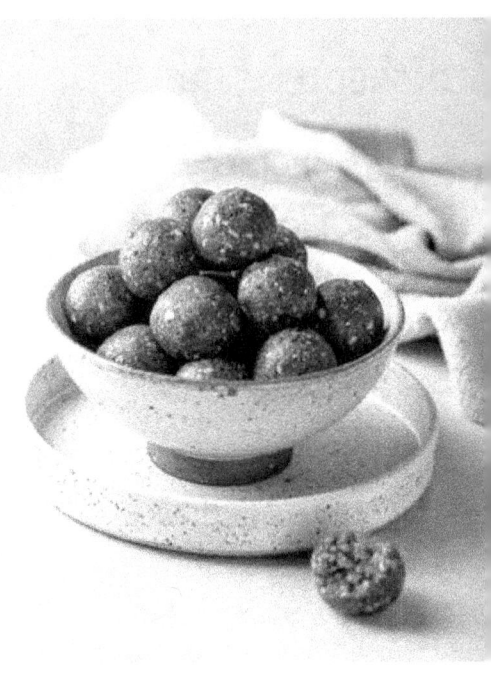

Total tid: 22 MIN| Serverer: 16)

INGREDIENSER:
- 2 egg
- 2 1/2 kopper peanøttsmør
- 1/2 kopp strimlet kokosnøtt (usøtet)
- 1/2 kopp xylitol
- 1 ss ren vaniljeekstrakt

BRUKSANVISNING:
- Forvarm ovnen til 320 F.
- Bland alle ingrediensene sammen med hendene.
- Etter at ingrediensene er grundig blandet, rull til store ss store kuler og trykk på et stekebrett kledd med bakepapir.
- Stek i forvarmet ovn i 12 minutter.
- Når den er klar, la den avkjøles på rist.
- Server og nyt.

ERNÆRING: Kalorier 254,83 | Totalt fett 21,75 g | Netto karbohydrater: 8,31g | Protein 10,98g | Fiber 2,64 g)

81.Pecan linfrø blondiner

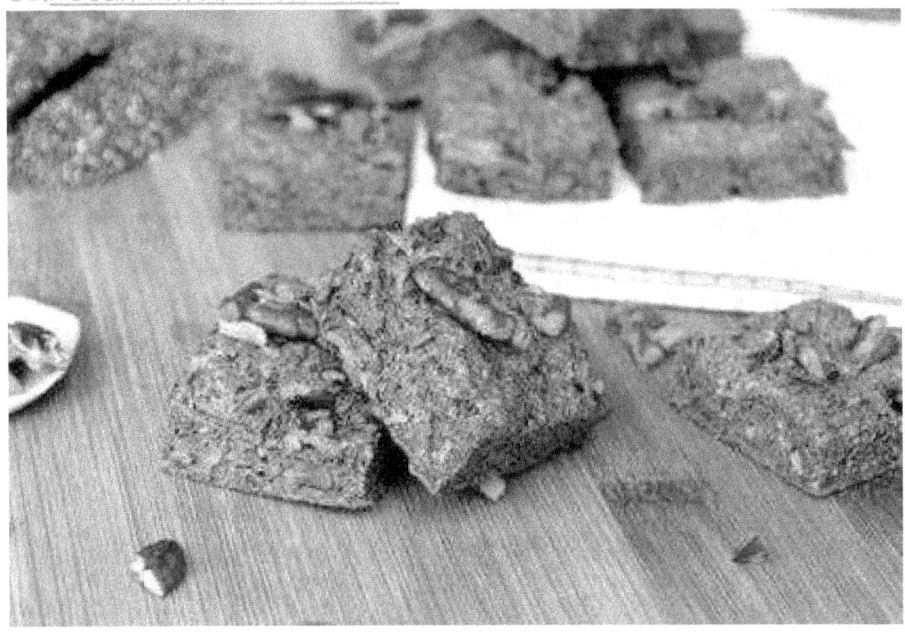

Total tid: 40 MIN| Serverer: 16)

INGREDIENSER:
- 3 egg
- 2 1/4 kopper pekannøtter, stekte
- 3 ss tung krem
- 1 ss saltet karamellsirup
- 1/2 kopp linfrø, malt
- 1/4 kopp smør, smeltet
- 1/4 kopp erytritol, pulverisert
- 10 dråper flytende stevia
- 1 ts bakepulver
- 1 klype salt

BRUKSANVISNING:
- Forvarm ovnen til 350F.
- Stek pekannøtter i en stekepanne i 10 minutter.
- Mal 1/2 kopp linfrø i en krydderkvern. Legg linfrøpulver i en bolle. Mal Erythritol i en krydderkvern til det er pulverisert. Sett i samme bolle som linfrømelet.
- Legg 2/3 av ristede pekannøtter i foodprosessor og bearbeid til et jevnt nøttesmør er dannet.
- Tilsett egg, flytende Stevia, saltet karamellsirup og en klype salt til linfrøblandingen. Bland godt. Tilsett pecan smør i røren og bland igjen.
- Knus de resterende ristede pekannøtter i biter.
- Tilsett knuste pekannøtter og 1/4 kopp smeltet smør i røren.
- Bland røren godt og tilsett deretter tykk fløte og bakepulver. Bland alt godt sammen.
- Legg røren i stekebrettet og stek i 20 minutter.

- Avkjøl litt i ca 10 minutter.
- Skjær i firkanter og server.

ERNÆRING: Kalorier 180,45 | Totalt fett 18,23g | Netto karbohydrater: 3,54g | Protein 3,07g | Fiber 1,78 g)

82.Peppermyntesjokoladeis

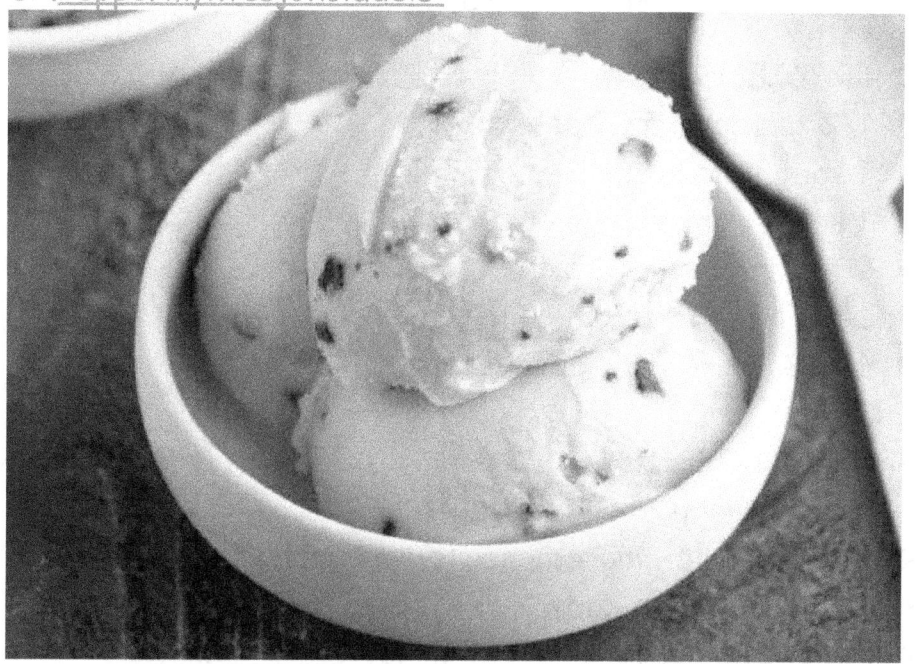

Total tid: 35 MIN| Servering: 3

INGREDIENSER:
- 1/2 ts peppermynteekstrakt
- 1 kopp tung krem
- 1 kopp kremost
- 1 ts ren vaniljeekstrakt
- 1 ts flytende steviaekstrakt
- 100 % mørk sjokolade til topping

BRUKSANVISNING:
- Sett iskremskålen i fryseren.
- Tilsett alle ingrediensene unntatt sjokolade i en metallbolle og visp godt.
- Sett tilbake i fryseren i 5 minutter.
- Sett opp iskremmaskin og tilsett væske.
- Før servering topper du isen med sjokoladespon. Tjene.

ERNÆRING: Kalorier 286,66 | Totalt fett 29,96g | Netto karbohydrater: 2,7 g | Protein 2,6 g)

83.Puff-up kokosvafler

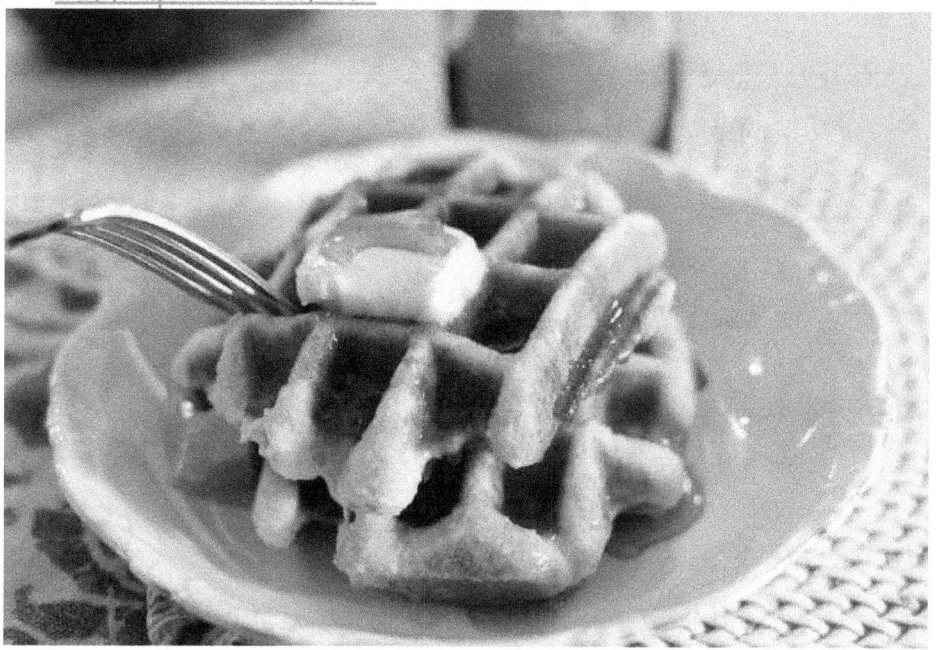

Total tid: 20 MIN| Serverer: 8)

INGREDIENSER:
- 1 kopp kokosmel
- 1/2 kopp tung (piskende) krem
- 5 egg
- 1/4 ts rosa salt
- 1/4 ts natron
- 1/4 kopp kokosmelk
- 2 ts Yacon sirup
- 2 ss kokosolje (smeltet)

BRUKSANVISNING:
- Tilsett eggene i en stor bolle og pisk med en elektrisk håndmikser i 30 sekunder.
- Tilsett den tunge (piske) fløten og kokosolje i eggene mens du fortsatt blander. Tilsett kokosmelk, kokosmel, rosa salt og natron. Bland med stavmikseren i 45 sekunder på lav hastighet. Sette til side.
- Varm opp vaffelmaskinen godt og lag vaflene i henhold til produsentens spesifikasjoner.
- Serveres varm.

ERNÆRING: Kalorier 169,21 | Totalt fett 12,6g | Netto karbohydrater: 9,97g | Protein 4,39g | Fiber 0,45 g)

84. Bringebærsjokoladekrem

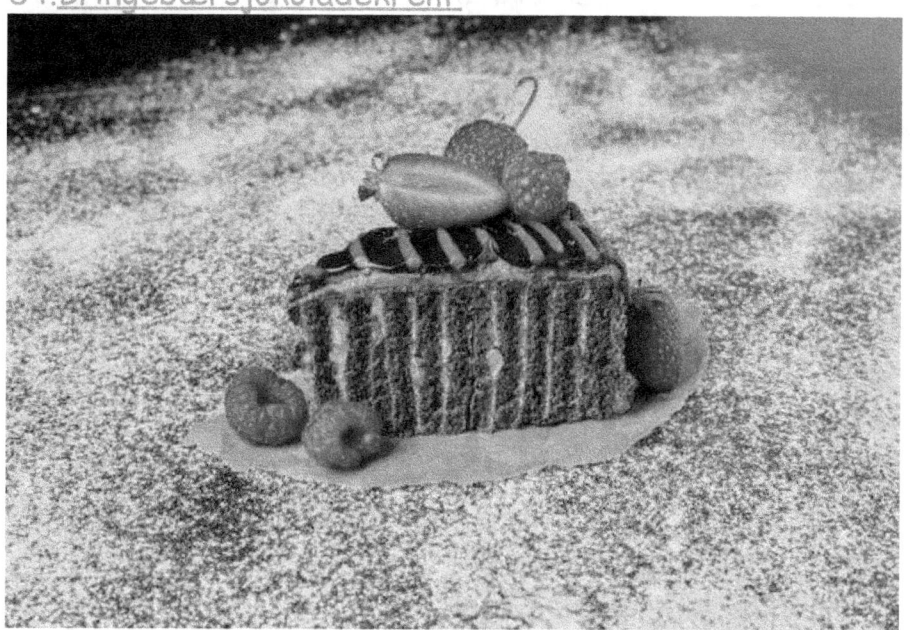

Total tid: 15 MIN| Servering: 4

INGREDIENSER:
- 1/2 kopp 100% mørk sjokolade, hakket
- 1/4 kopp tung krem
- 1/2 kopp kremost, myknet
- 2 ss sukkerfri bringebærsirup
- 1/4 kopp Erythritol

BRUKSANVISNING:
- I en dobbel kjele smelter den hakkede sjokoladen og kremosten. Tilsett Erythritol-søtstoffet og fortsett å røre. Fjern fra varmen, la avkjøles og sett til side.
- Når kremen er avkjølt, tilsett tykk fløte og bringebærsirup og rør godt.
- Hell fløte i boller eller glass og server. Lagres kjølig.

ERNÆRING: Kalorier 157,67 | Totalt fett 13,51g | Netto karbohydrater: 7,47g | Protein 1,95g | Fiber 1g)

85.Rå kakao hasselnøttkjeks

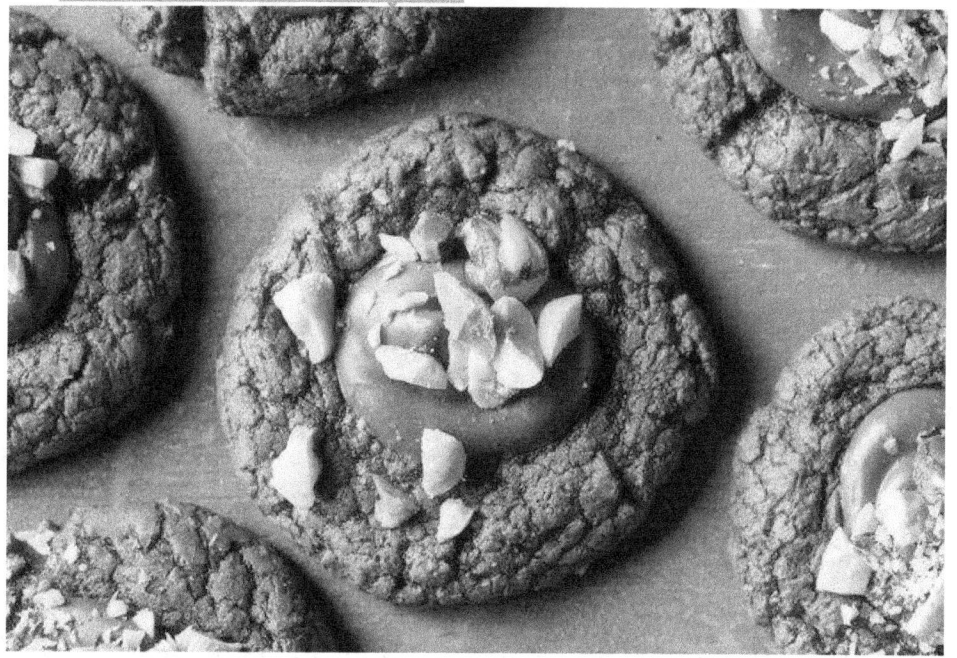

Total tid: 6 HR| Serverer: 24)

INGREDIENSER:
- 2 kopper mandelmel
- 1 kopp hakkede hasselnøtter
- 1/2 kopp kakaopulver
- 1/2 kopp malt lin
- 3 ss kokosolje (smeltet)
- 1/3 kopp vann
- 1/3 kopp Erythritol
- 1/4 ts flytende Stevia

BRUKSANVISNING:
- I en bolle blander du lin og mandelmel, kakaopulver.
- Rør inn olje, vann, agave og vanilje. Når det er godt blandet, rør inn hakkede hasselnøtter.
- Form til kuler, trykk flatt med håndflatene og legg på dehydratorskjermer.
- Dehydrer en time ved 145, reduser deretter til 116 og dehydrer i minst fem timer.
- Server og nyt.

ERNÆRING: Kalorier 181,12 | Totalt fett 15,69 g | Netto karbohydrater: 8,75 g | Protein 4,46g | Fiber: 3,45 g)

86. Syndfrie gresskarostkakemuffins

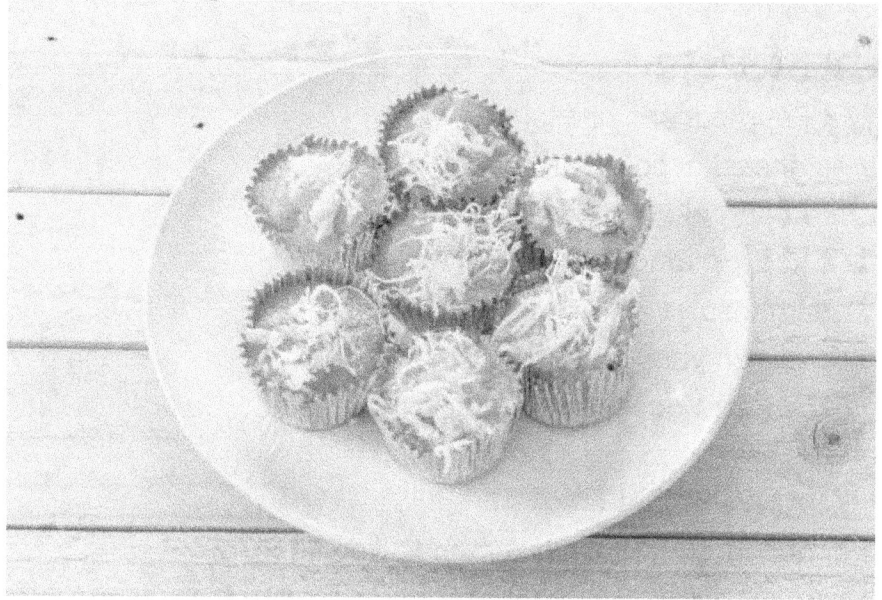

Total tid: 15 MIN| Server: 6

INGREDIENSER:
- 1/2 kopp purert gresskar
- 1 ts gresskarpaikrydder
- 1/2 kopp pekannøtter, finmalt
- 1/2 kopp kremost
- 1 ss kokosolje
- 1/2 ts ren vaniljeekstrakt
- 1/4 ts ren Yacon-sirup eller Erythritol

BRUKSANVISNING:
- Forbered en muffinsform med foringer.
- Legg noen malte pekannøtter i hver muffinsform og lag en tynn skorpe.
- Bland søtningsmiddel, krydder, vanilje, kokos og gresskarpuré i en bolle. Ha i kremosten og pisk til blandingen er godt blandet.
- Øs ca to spiseskjeer med fyllblanding på toppen av hver skorpe, og jevn kantene.
- Sett i fryseren i ca 45 minutter.
- Ta ut av muffinsformen og la stå i 10 minutter. Tjene.

ERNÆRING: Kalorier 157,34 | Totalt fett 15,52g | Netto karbohydrater: 3,94g | Protein 2,22g | Fiber: 1,51 g)

87. Syrlige hasselnøttkjeks med pilrotte

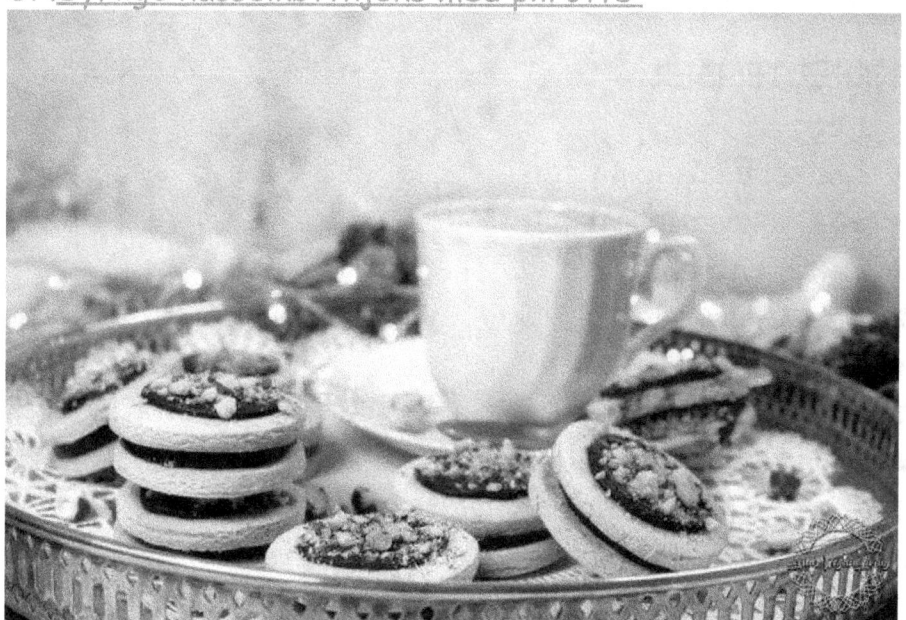

Total tid: 50 MIN| Serverer: 12

INGREDIENSER:
- 1 egg
- 1/2 kopp hasselnøtter
- 3 ss kokosolje
- 2 kopper mandelmel
- 2 ss arrowroot te
- 2 ts ingefær
- 1 ss kakaopulver
- 1/2 kopp grapefruktjuice
- 1 appelsinskall fra en halv appelsin
- 1/2 ts natron
- 1 klype salt

BRUKSANVISNING:
- Forvarm ovnen til 360 F.
- Lag arrowroot-te og la den avkjøles.
- Bland hasselnøttene i en foodprosessor. Tilsett de resterende ingrediensene og fortsett å blande til det er godt blandet. Form kaker med røren med hendene.
- Legg kakene på bakepapir, og stek i 30-35 minutter. Når du er klar, fjern brettet fra ovnen og la den avkjøles.
- Serveres varm eller kald.

ERNÆRING: Kalorier 224,08 | Totalt fett 20,17g | Netto karbohydrater: 8,06g | Protein 6,36g | Fiber 3,25 g)

88. Tartar Zero-Belly Cookies

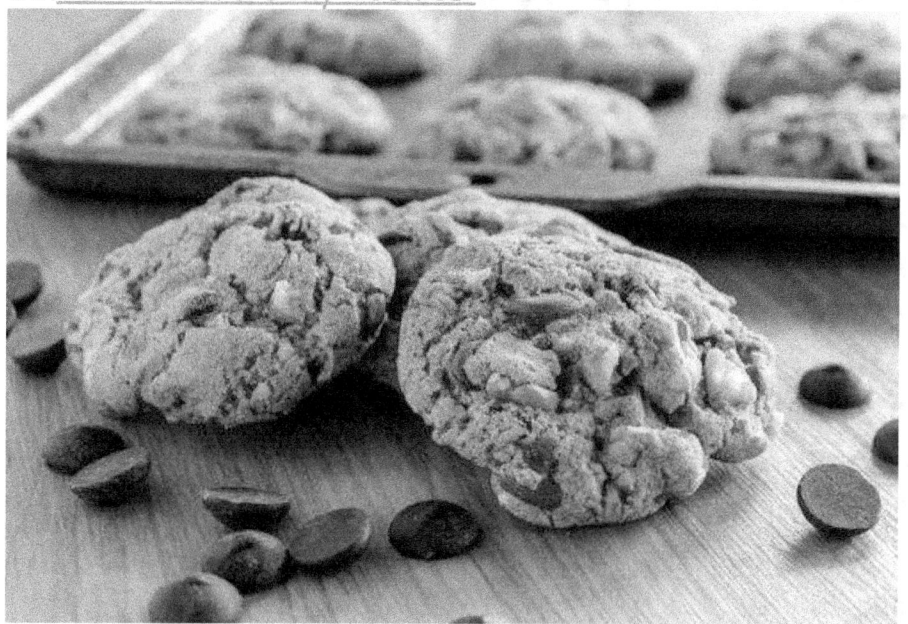

Total tid: 35 MIN| Serverer: 8)

INGREDIENSER:
- 3 egg
- 1/8 ts krem av tartar
- 1/3 kopp kremost
- 1/8 ts salt
- Litt olje til smøring

BRUKSANVISNING:
- Forvarm ovnen til 300 F.
- Kle kakeplaten med bakepapir og smør med litt olje.
- Skille egg fra eggeplommene. Ha begge i forskjellige mikseboller.
- Med en elektrisk stavmikser begynner du å piske eggehvitene til de er super boblende. Ha i kremen av tartar og pisk til det dannes stive topper.
- Ha i kremost og litt salt i eggeplommebollen. Pisk til eggeplommene er lysegule.
- Bland eggehvitene inn i kremostblandingen. Rør godt om.
- Lag kaker og legg på kakeplaten.
- Stek i ca 30-40 minutter. Når de er klare, la dem avkjøles på rist og server.

ERNÆRING: Kalorier 59,99 | Totalt fett 5,09 g | Netto karbohydrater: 0,56 g | Protein 2,93 g)

89. Wild Jordbær iskrem

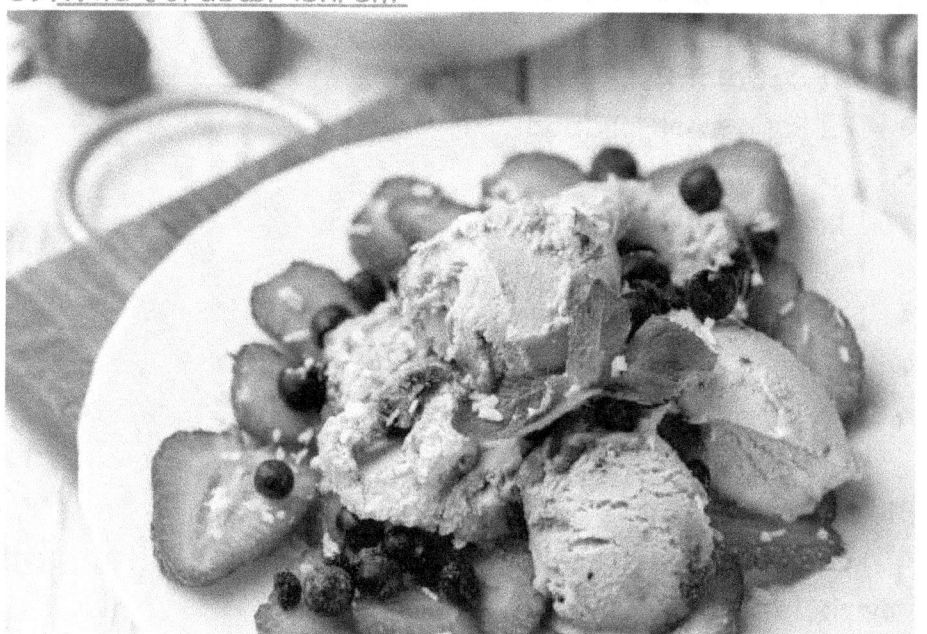

Total tid: 5 MIN| Servering: 4

INGREDIENSER:
- 1/2 kopp markjordbær
- 1/3 kopp kremost
- 1 kopp tung krem
- 1 ss sitronsaft
- 1 ts ren vaniljeekstrakt
- 1/3 kopp av favorittsøtstoffet ditt
- Isbiter

BRUKSANVISNING:
- Ha alle ingrediensene i en blender. Bland til alt er godt innarbeidet.
- Avkjøl i 2-3 timer før servering.

ERNÆRING: Kalorier 176,43 | Totalt fett 17,69g | Netto karbohydrater: 3,37 g | Protein 1,9 g | Fiber 0,39 g)

90. Mini sitron ostekaker

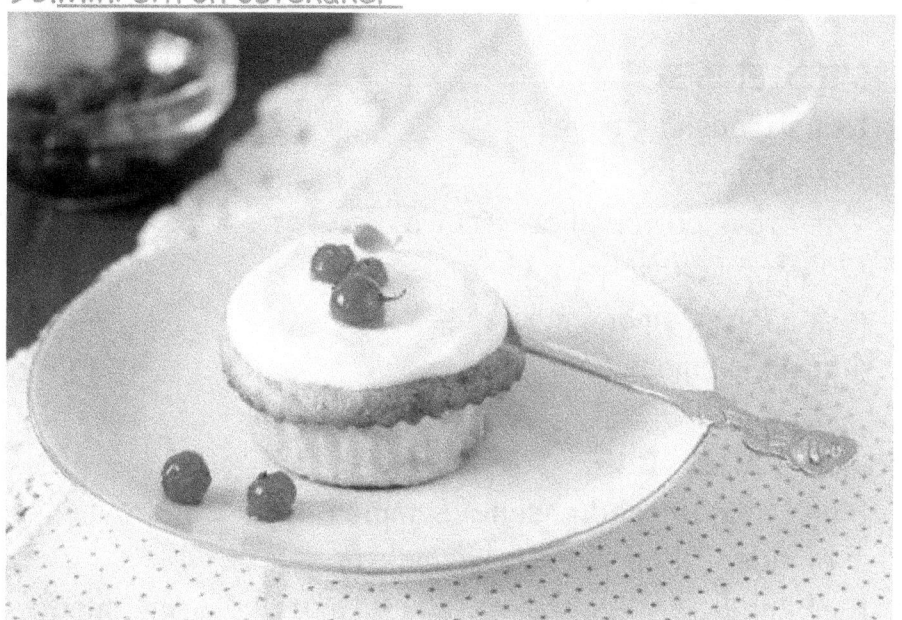

Total tid: 5 MIN| Server: 6

INGREDIENSER:
- 1 ss sitronskall, revet
- 1 ts sitronsaft
- ½ ts steviapulver eller (Truvia)
- 1/4 kopp kokosolje, myknet
- 4 ss usaltet smør, myknet
- 4 gram kremost (tung krem)

BRUKSANVISNING:

● Bland alle ingrediensene sammen med en stavmikser eller blender til en jevn og kremaktig.

● Forbered en cupcake eller muffinsform med 6 papirliner.

● Hell blandingen i klargjort form og sett i fryseren i 2-3 timer eller til den er stiv.

● Dryss kopper med ekstra sitronskall. Eller prøv å bruke hakkede nøtter eller strimlet, usøtet kokosnøtt.

ERNÆRING: Kalorier 213 | Totalt fett 23g | Netto karbohydrater: 0,7 g | Protein 1,5g | Fiber: 0,1 g)

91. Fudgy peanøttsmør firkanter

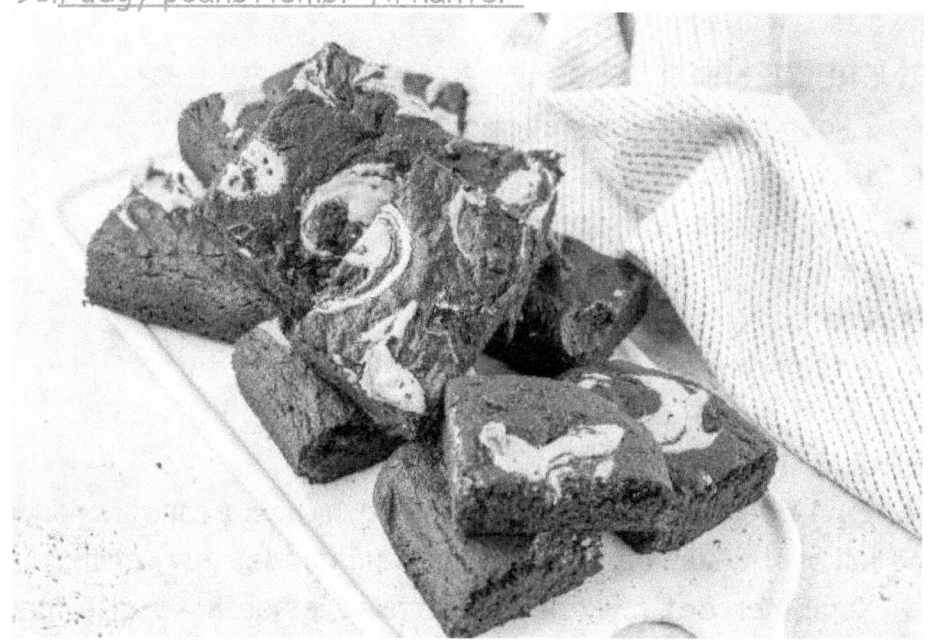

Total tid: 10 MIN| Serverer: 12

INGREDIENSER:
- 1 kopp naturlig kremet peanøttsmør
- 1 kopp kokosolje
- 1/4 kopp usøtet vanilje mandelmelk
- en klype grovt havsalt
- 1 ts vaniljeekstrakt
- 2 ts flytende stevia (valgfritt)

BRUKSANVISNING:
- I en bolle som tåler mikrobølgeovn, myk peanøttsmøret og kokosolje sammen. (Ca 1 minutt på middels lav varme.)
- Kombiner det mykede peanøttsmøret og kokosolje med de resterende ingrediensene i en blender eller foodprosessor.
- Bland til det er godt blandet.
- Hell i en 9X4" brødform som er kledd med bakepapir.
- Avkjøl til sett. Ca 2 timer.
- Nyt.

ERNÆRING: Kalorier 292 | Totalt fett 28,9 g | Netto karbohydrater: 4,1g | Protein 6g | Fiber 1,4 g)

92. Sitronruter og kokoskrem

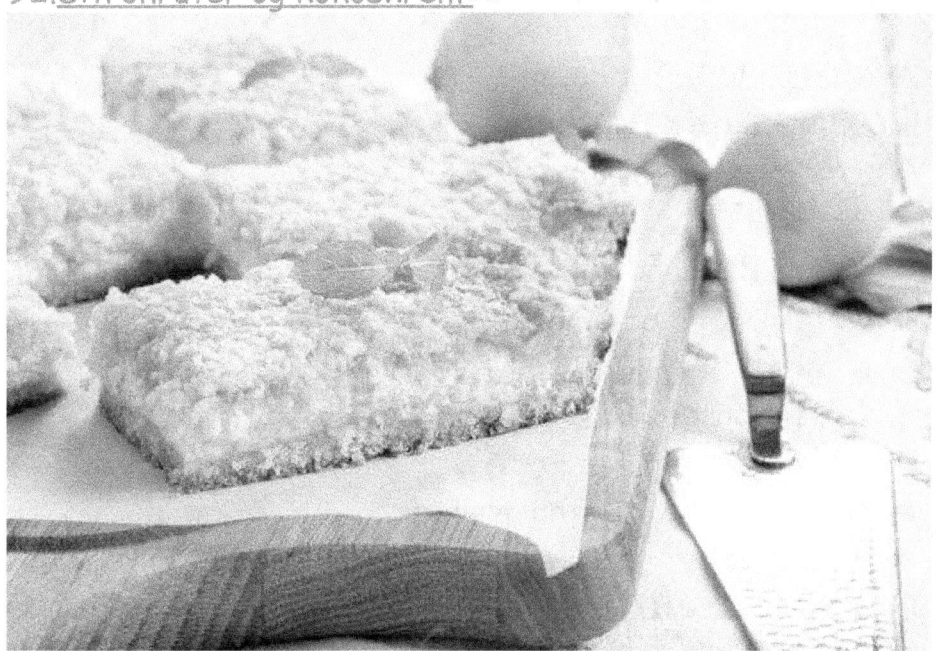

Total tid: 1 TIME 5 MIN| Serverer: 8)

INGREDIENSER:
UTGANGSPUNKT:
- 3/4 kopp kokosflak
- 2 ss kokosolje
- 1 ss malte mandler

KREM:
- 5 egg
- 1/2 sitronsaft
- 1 ss kokosmel
- 1/2 kopp Stevia søtningsmiddel

BRUKSANVISNING:
FOR BASE
- Forvarm ovnen til 360 F.
- Ha alle basisingrediensene i en bolle og bland alt godt med rene hender til det er mykt.
- Smør en rektangulær ildfast form med kokosolje. Hell deigen i en bakeplate. Stek i 15 minutter til de er gyldenbrune. Sett til side til avkjøling.

FOR KREMMEN
- I en bolle eller blender, visp sammen: egg, sitronsaft, kokosmel og søtningsmiddel. Hell jevnt over den bakte kaken.
- Sett pannen i ovnen og stek i 20 minutter til.
- Når den er klar, avkjøl i minst 6 timer. Skjær i terninger og server.

ERNÆRING: Kalorier 129 | Totalt fett 15g | Netto karbohydrater: 1,4g | Protein 5g | Fiber 2,25 g)

93. Rik mandelsmørkake og sjokoladesaus

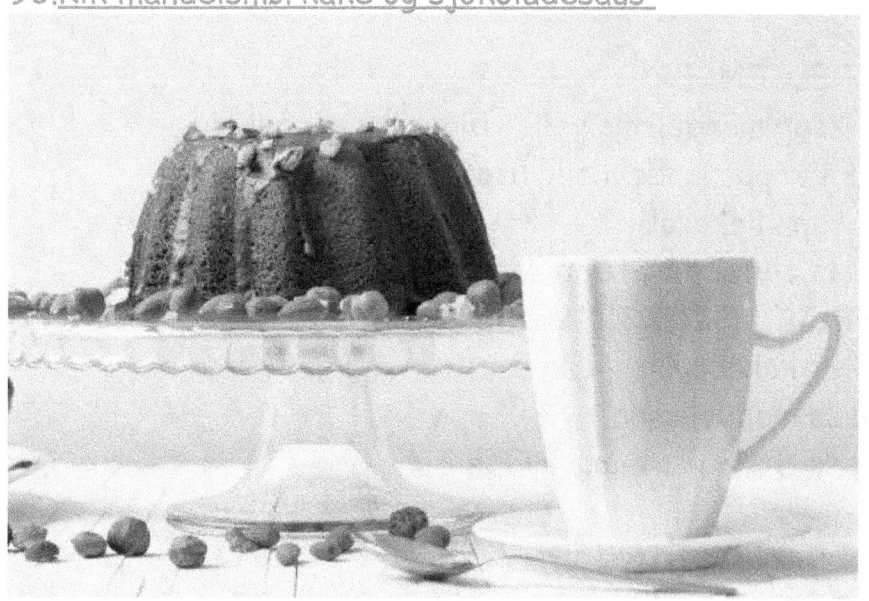

Total tid: 10 MIN| Serverer: 12

INGREDIENSER:
- 1 kopp mandelsmør eller bløtlagte mandler
- 1/4 kopp mandelmelk, usøtet
- 1 kopp kokosolje
- 2 ts flytende Stevia søtningsmiddel etter smak

TOPPING: SJOKOLADESUS
- 4 ss kakaopulver, usøtet
- 2 ss mandelsmør
- 2 ss Stevia søtningsmiddel

BRUKSANVISNING:
- Smelt kokosolje ved romtemperatur.
- Tilsett alle ingrediensene i en bolle og bland godt til det er blandet.
- Hell mandelsmørblandingen i en bakepapirkledd tallerken.
- Sett i kjøleskapet i 3 timer.
- I en bolle, visp alle toppingsingrediensene sammen. Hell over mandelkaken etter at den er stivnet. Skjær i terninger og server.

ERNÆRING: Kalorier 273 | Totalt fett 23,3g | Netto karbohydrater: 2,4g | Protein 5,8g | Fiber 2g)

94.Peanøttsmørkake dekket i sjokoladesaus

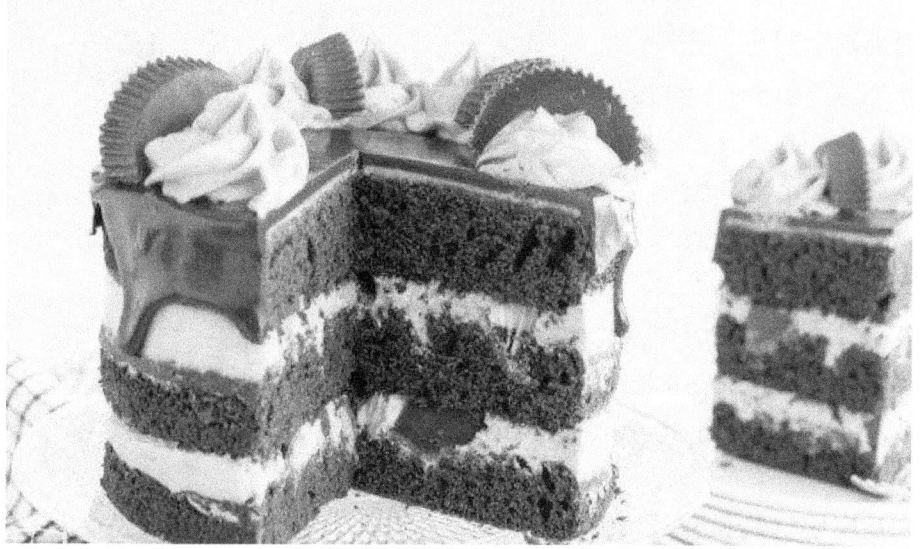

Total tid: 10 MIN| Serverer: 12

INGREDIENSER:
- 1 kopp peanøttsmør
- 1/4 kopp mandelmelk, usøtet
- 1 kopp kokosolje
- 2 ts flytende Stevia søtningsmiddel etter smak

TOPPING: SJOKOLADESUS
- 2 ss kokosolje, smeltet
- 4 ss kakaopulver, usøtet
- 2 ss Stevia søtningsmiddel

BRUKSANVISNING:
- Bland kokosolje og peanøttsmør i en mikrobølgeovn; smelt i mikrobølgeovn i 1-2 minutter.
- Legg denne blandingen til blenderen din; Ha i resten av ingrediensene og bland godt til det er blandet.
- Hell peanøttblandingen i en bakepapirkledd brødform eller tallerken.
- Avkjøl i ca 3 timer; jo lenger, jo bedre.
- I en bolle, visp alle toppingsingrediensene sammen. Hell over peanøttgodteriet etter at det er stivnet. Skjær i terninger og server.

ERNÆRING: Kalorier 273 | Totalt fett 27g | Netto karbohydrater: 2,4g | Protein 6g | Fiber 2g)

SMOOTHIES

95. Grønn kokos Smoothie

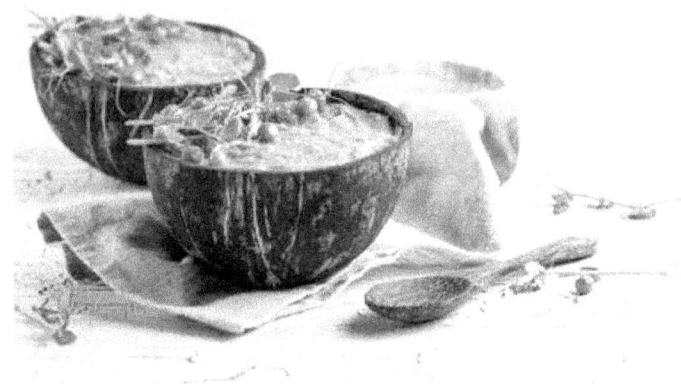

Total tid: 10 MIN| Servering: 2

INGREDIENSER:
- 1 kopp kokosmelk
- 1 grønt eple, kjernet ut og hakket
- 1 kopp spinat
- 1 agurk
- 2 ss barbert kokosnøtt
- 1/2 kopp vann
- Isbiter (hvis nødvendig)

BRUKSANVISNING:
- Ha alle ingrediensene og isen i en blender; puls til jevn.
- Server umiddelbart.

ERNÆRING: Kalorier 216,57 | Totalt fett 16,56g | Netto karbohydrater: 8,79 g | Protein 2,88g | Fiber: 4g)

96.Green Devil Smoothie

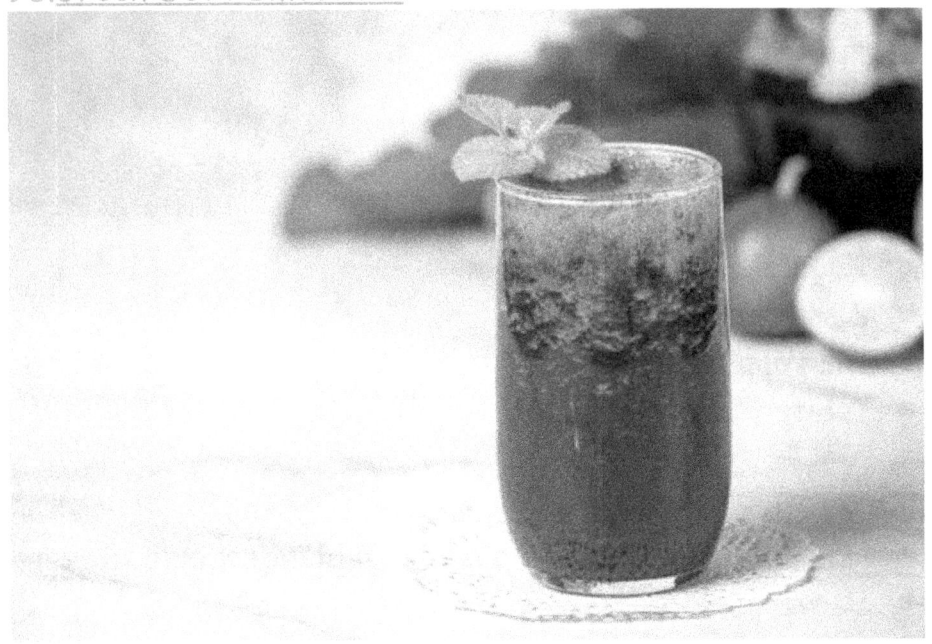

Total tid: 10 MIN| Servering: 2

INGREDIENSER:
- 3 kopper grønnkål, fersk
- 1/2 kopp kokosnøttyoghurt
- 1/2 kopp brokkoli, buketter
- 2 stangselleri, hakket
- 2 kopper vann
- 1 ss sitronsaft
- Isbiter (hvis nødvendig)

BRUKSANVISNING:
- Bland alle ingrediensene til det er jevnt og litt skummende.

ERNÆRING: Kalorier 117,09 | Totalt fett 4,98g | Netto karbohydrater: 1,89 g | Protein 4,09g | Fiber 6,18 g)

97. Green Dream Zero-Belly Smoothie

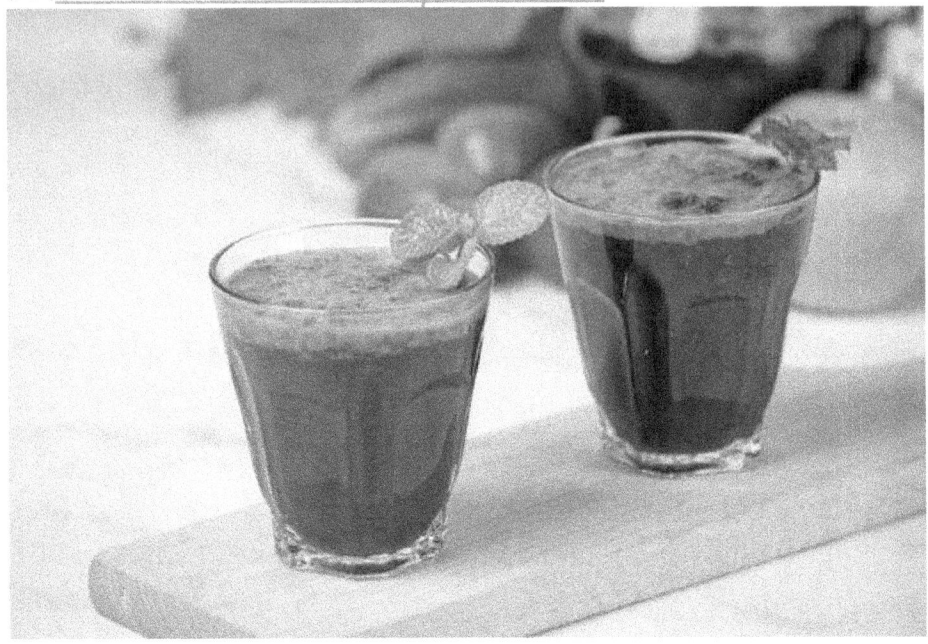

Total tid: 10 MIN| Servering: 4

INGREDIENSER:
- 1 kopp rå agurk, skrelt og skåret i skiver
- 4 kopper vann
- 1 kopp romansalat
- 1 kopp Haas avokado
- 2 ss fersk basilikum
- Søtningsmiddel etter eget valg (valgfritt)
- En håndfull valnøtter
- 2 ss fersk persille
- 1 ss revet fersk ingefær
- Isbiter (valgfritt)

BRUKSANVISNING:
- Bland alle ingrediensene i en blender og kjør til en jevn masse.
- Tilsett is hvis den brukes. Serveres kaldt.

ERNÆRING: Kalorier 50,62| Totalt fett 3,89 g | Netto karbohydrater: 1,07g | Protein 1,1g | Fiber 2,44 g)

98.Zero-Belly Selleri og Nut Smoothie

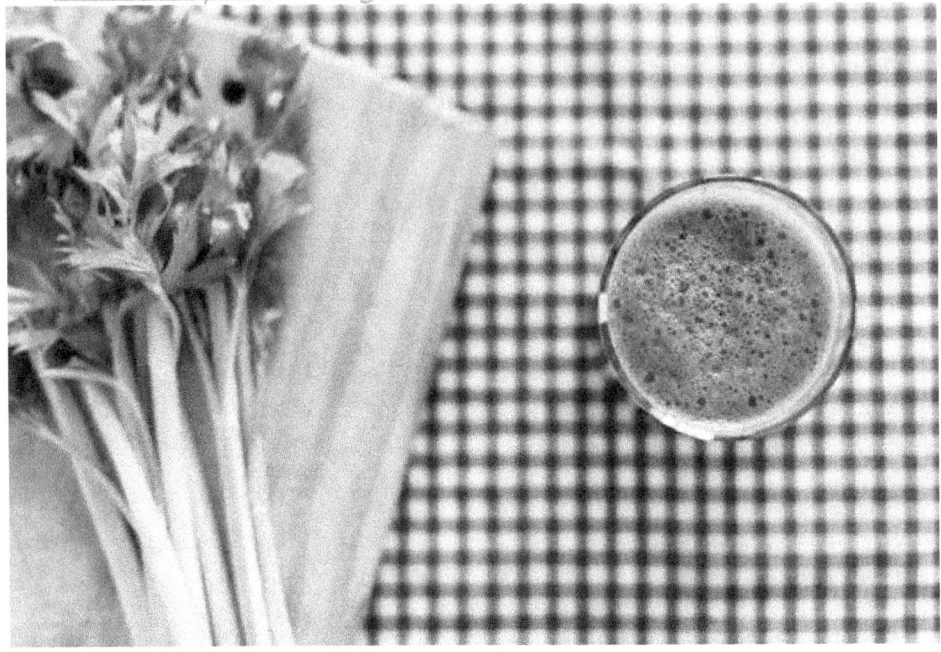

Total tid: 10 MIN| Servering: 2

INGREDIENSER:
- 2 stilker selleri
- 1 kopp spinatblader, grovhakket
- 1/2 kopp pistasjnøtter (usaltede)
- 1/2 avokado, hakket
- 1/2 kopp lime, juice
- 1 ss hampfrø
- 1 ss mandler, bløtlagt
- 1 kopp kokosvann
- Isbiter (valgfritt)

BRUKSANVISNING:
- Tilsett alle ingrediensene i en blender med noen isbiter og kjør til en jevn masse.

ERNÆRING: Kalorier 349,55 | Totalt fett 17,88g | Netto karbohydrater: 5,01g | Protein 11,08g | Fiber 9,8 g)

99. Lime Peppermint Smoothie

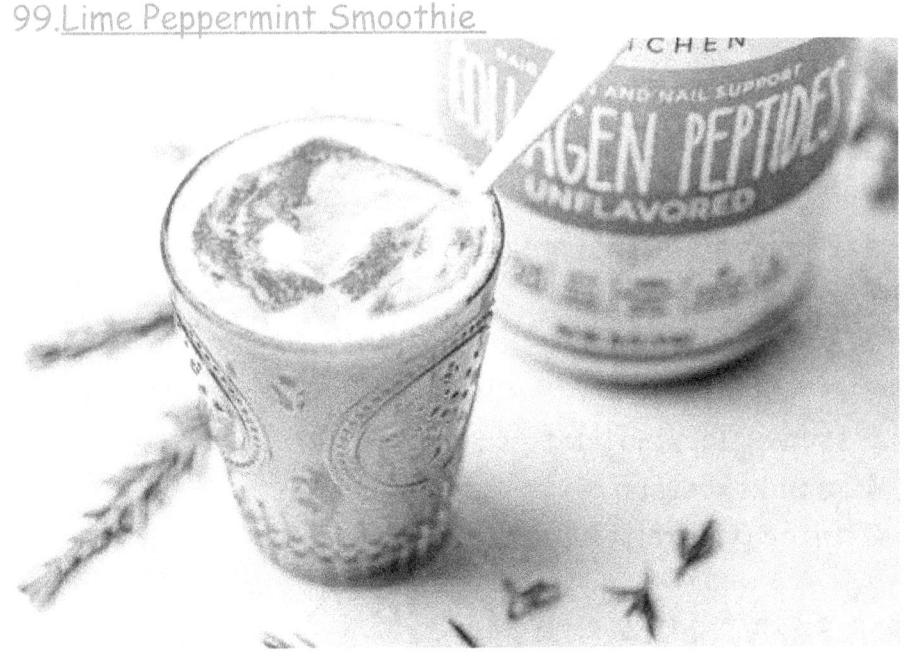

Total tid: 5 MIN| Servering: 4

INGREDIENSER:
- 1/4 kopp friske mynteblader
- 1/4 kopp limejuice
- 1/2 kopp agurk, hakket
- 1 ss friske basilikumblader, hakket
- 1 ts chiafrø (valgfritt)
- En håndfull chiafrø
- 3 ts limeskall
- Søtningsmiddel etter smak
- 1 kopp vann, delt
- Is etter behov

BRUKSANVISNING:
- Ha alle ingrediensene i en blender eller foodprosessor. Puls til jevn.
- Fyll glass med is, hell limeade i hvert glass, og nyt.

ERNÆRING: Kalorier 28.11 | Totalt fett 1,16g | Netto karbohydrater: 0,75 g | Protein 0,84g | Fiber 1,98 g)

100. Smoothies med rød grapefrukt

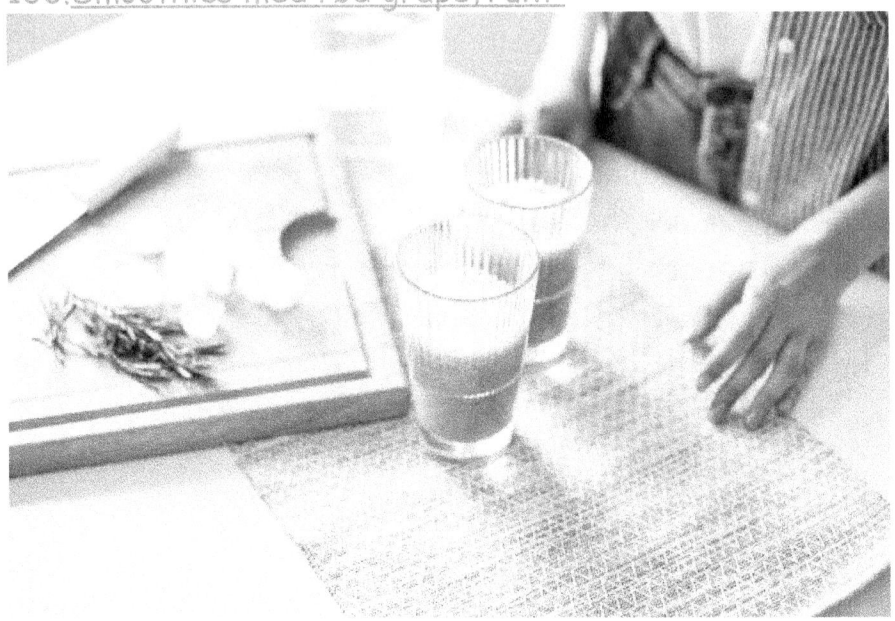

Total tid: 10 MIN| Servering: 4

INGREDIENSER:
- 2 kopper cantaloupe
- 1/4 kopp friske jordbær
- 8 oz kokosnøttyoghurt
- 2 kopper grønnkålblader, hakket
- 2 ss søtningsmiddel etter din smak
- 1 Is etter behov
- 1 kopp vann

BRUKSANVISNING:
- Rens grapefrukten og fjern frøene.
- Bland alle ingrediensene i en elektrisk blender og kjør til en jevn masse. Tilsett is hvis den brukes og server.

ERNÆRING: Kalorier 260,74 | Totalt fett 11,57g | Netto karbohydrater: 2,96g | Protein 4,42g | Fiber 7,23 g)

KONKLUSJON

Når vi avslutter denne transformative reisen, håper vi at Zero Belly Cookbook har inspirert deg til å omfavne en nærende og balansert tilnærming til spising. Oppskriftene og prinsippene som er delt i denne kokeboken er utviklet for å hjelpe deg å oppnå en sunnere kropp og et lykkeligere og mer energisk liv.

Med Zero Belly Cookbook har du verktøyene til å gjøre positive endringer i matvanene dine. Hver oppskrift er nøye laget for å gi deg de næringsstoffene du trenger samtidig som du støtter vekttap og generelle helsemål. Ved å omfavne Zero Belly-tilnærmingen, tar du ikke bare i bruk en kortsiktig diett, men heller en langsiktig livsstil som fremmer bærekraftig helse og velvære.

Så, mens du fortsetter på veien til en sunnere deg, la Zero Belly Cookbook være din pålitelige følgesvenn, og gi deg nærende oppskrifter, nyttige tips og en følelse av selvtillit. Omfavn kraften til sunne ingredienser, oppmerksom spising og en balansert tilnærming til ernæring. Hvert måltid du tilbereder fra denne kokeboken er en mulighet til å gi næring til kroppen din og ta valg som støtter ditt generelle velvære.

Måtte kjøkkenet ditt fylles med aromaer av nærende ingredienser, gleden ved å lage mat og tilfredsstillelsen ved å gi næring til kroppen din med deilige måltider. Skål for en sunnere deg og et liv i vitalitet og velvære!